Claire Valentin / Anne Lelièvre

Leben mit einem künstlichen Hüftgelen…

Leben mit einem künstlichen Hüftgelenk

Überarbeitet von Claire Valentin, Ergotherapeutin,
ehem. Lehrbeauftragte am I.S.C.A.M., Brüssel

Nach einer Abhandlung von Anne Lelièvre, erarbeitet in
der Ergotherapie-Abteilung der Reine Fabiola Klinik in Charleroi
unter der Leitung von Marc Taillet und Paul Buxant

Zeichnungen: Andrée Martin

Übersetzung aus dem Französischen:
Christel Trimpin, Ergotherapeutin Theresienklinik Bad Krozingen

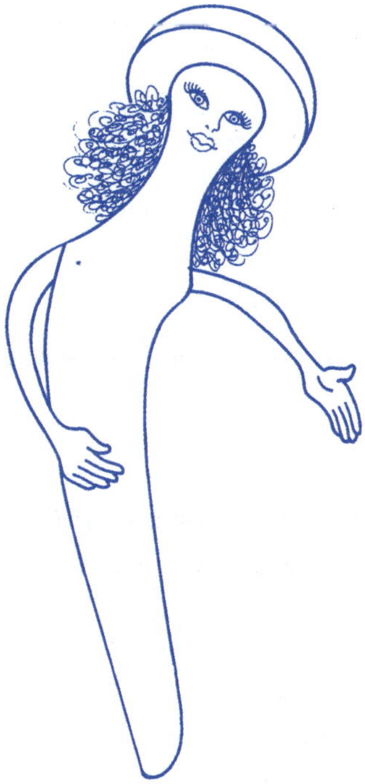

Schulz-Kirchner Verlag

Bibliografische Information der Deutschen Nationalbibliothek
Die Deutsche Nationalbibliothek verzeichnet diese Publikation in der Deutschen Nationalbibliografie; detaillierte bibliografische Daten sind im Internet über http://dnb.d-nb.de abrufbar.

Anmerkung des Verlags:
Die Informationen in dieser Broschüre sind von den Verfasserinnen, dem Herausgeber und dem Verlag sorgfältig erwogen und geprüft, dennoch kann eine Garantie nicht übernommen werden. Eine Haftung der Verfasserinnen, des Herausgebers oder des Verlags und seiner Beauftragten für Personen-, Sach- und Vermägensschäden ist ausgeschlossen.

Besuchen Sie uns im Internet: www.schulz-kirchner.de

1. französische Auflage 1988, Produits Roche S.A., Brüssel, Belgien
1. deutsche Auflage 1989, Hoffmann-La Roche AG, Grenzach-Wyhlen

11. deutsche Auflage 2015
ISBN 978-3-8248-0199-2

Mollweg 2, D-65510 Idstein
Vertretungsberechtigte Geschäftsführer:
Dr. Ullrich Schulz-Kirchner, Nicole Haberkamm
Druck und Bindung:
medienhaus PLUMP GmbH, Rolandsecker Weg 33, 53619 Rheinbreitbach
Printed in Germany

Inhaltsverzeichnis

Wir danken allen Personen, deren Hilfe es uns ermöglicht hat, diese Broschüre herauszugeben.

Einführung

Hüftgelenkschäden kommen sehr oft vor. Häufig muss das erkrankte Gelenk durch eine **T**ota**le**ndo**p**rothese **(TEP)** ersetzt werden.

Implantationen eines künstlichen Hüftgelenks zählen heute zu den Routineoperationen in deutschen Krankenhäusern. In der Statistik der am häufigsten vorgenommenen operativen Eingriffe rangieren Implantationen von Hüftgelenk-Totalendoprothesen (TEP) an sechster Stelle. Im Zeitraum von 2003 bis 2009 wurden in Deutschland ca. 1,38 Millionen Hüftgelenkoperationen durchgeführt, allein 2009 wurden etwa 210 000 Erstimplantationen vorgenommen. 20,1% der Personen, denen erstmals eine Totalendoprothese eingesetzt wurde, waren jünger als 60 Jahre. Bei den unter 40-Jährigen betrug der Anteil noch 1,2%. *(Quelle: Dtsch Arztebl 2011; 108(48): A 2598–602)*

Diese Broschüre wurde von Ergotherapeuten erarbeitet, um Fragen zu beantworten, die vor oder nach der Operation auftauchen. Die Informationen, die Ihnen bereits der Arzt erteilt hat, werden vervollständigt oder wiederholt.

Wir erklären Ihnen die Gründe für eine solche Operation, die Funktion einer gesunden Hüfte und der Prothese. Weiterhin erläutern wir Ihnen die Operation und den normalen Heilungsverlauf. Sie erhalten praktische Ratschläge, wie Sie sich im täglichen Leben verhalten sollten. Wir erwähnen Vorsichtsmaßnahmen direkt nach der Operation und Sie lernen die Hilfsmittel kennen, die Ihnen Selbstständigkeit geben.

Handeln Sie nie in Eile!

Lassen Sie Ihrem Organismus Zeit, sich an die Prothese zu gewöhnen. Wenn Sie Ihre Übungen mit Geduld und Ausdauer ausführen, werden Sie bald in einen normalen Alltag zurückkehren können.

Kapitel 1 Die Totalendoprothese (TEP)

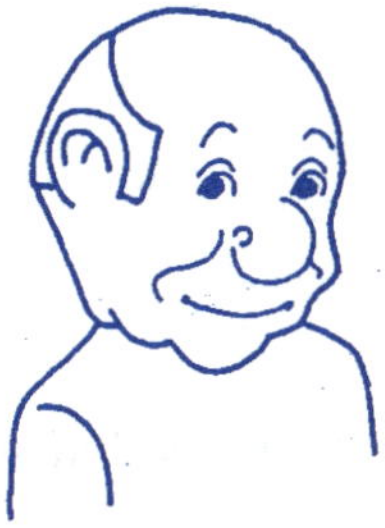

Ich heiße „Oskar“. Ich hatte eine Operation, bei der mir eine Totalendoprothese eingesetzt wurde.

Nach meiner Genesung konnte ich glücklicherweise in meinen normalen Alltag zurückkehren.

Auf den folgenden Seiten möchte ich Ihnen nun alles erklären, was ich als Patient gelernt habe.

Zuerst nun die Gründe für eine solche Operation:

1. **Oberschenkelhalsfraktur**:
   Nach einem Sturz oder Unfall haben Sie keine andere Wahl, und Sie werden diese Broschüre nach der Operation benötigen.

2. **Die Hüftarthrose (Coxarthrose)**:
   Sie kommt sehr häufig vor. Der Zeitpunkt der Operation wird dann festgelegt, wenn Schmerzen und Bewegungseinschränkungen den Alltag zu sehr beeinträchtigen.

Auf den folgenden Seiten ein bisschen Anatomie, um Sie mit dem TEP und den medizinischen Wörtern vertraut zu machen, die Sie in der Klinik hören werden.

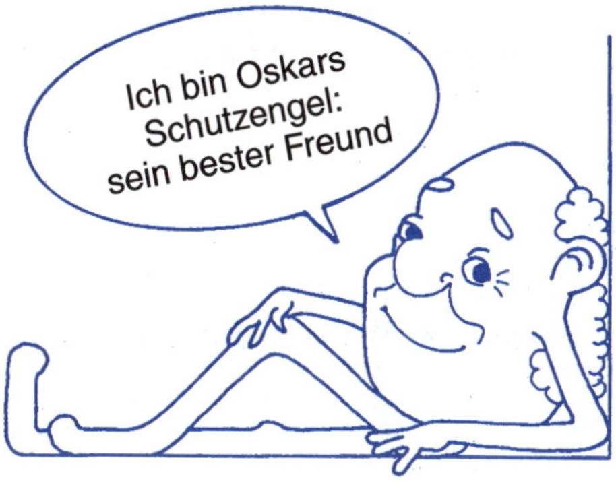

Gesundes Gelenk:

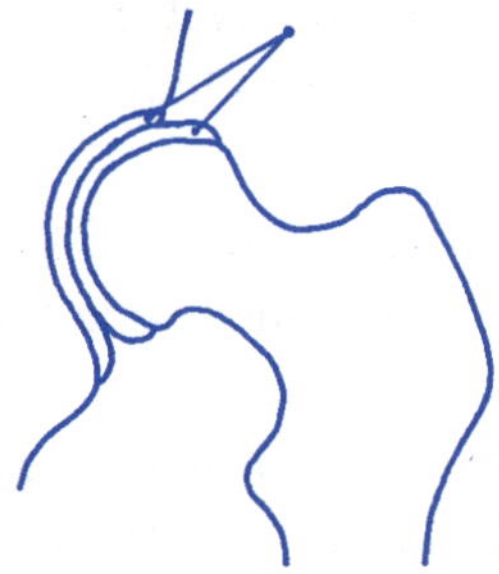

Beschädigtes Gelenk:
Coxarthrose

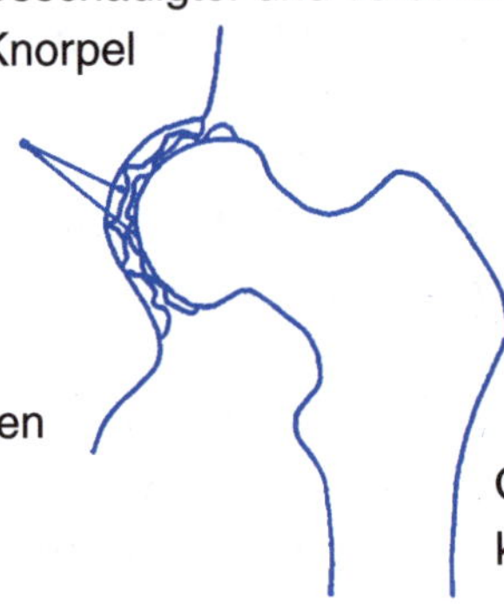

1. Stadium:
Verschmälerung und Beschädigung des Knorpels verursachen beim Bewegen und bei aufrechter Haltung Schmerzen.

2. Stadium:
Knöcherne Gelenkrandausziehungen (Osteophyten) und Schmerzen schränken die Bewegungen noch mehr ein.

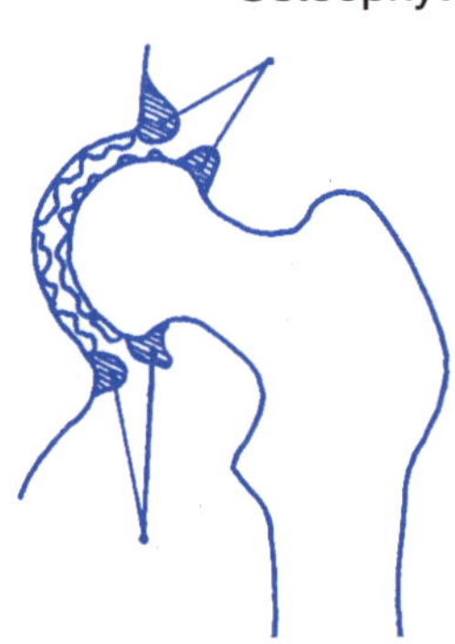

Osteophyten = knöcherne Gelenkrandausziehungen

1

Die Totalendoprothese

Hier eine Zeichnung Ihrer Prothese.

Sie setzt sich aus zwei Teilen zusammen:

1. **Prothesenpfanne**:
   Der hohlgewölbte Teil, hergestellt aus verschiedenen Materialien, wird in Ihr Becken eingesetzt.

2. **Prothesenkopf**: Er wird in Ihren Femur mit einem langen Schaft eingesetzt.

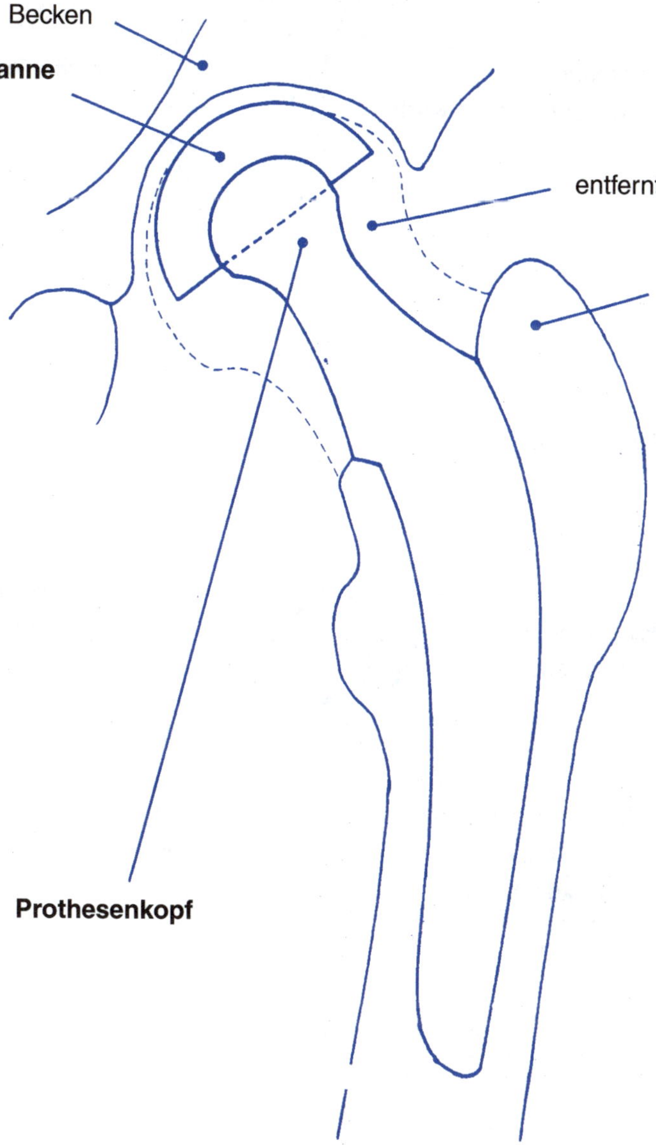

1

Einsetzen einer TEP (Hüftarthroplastik)

Diese Operation ersetzt die beschädigten Teile des Hüftgelenkes durch eine zweiteilige Prothese.

Hüftgelenk

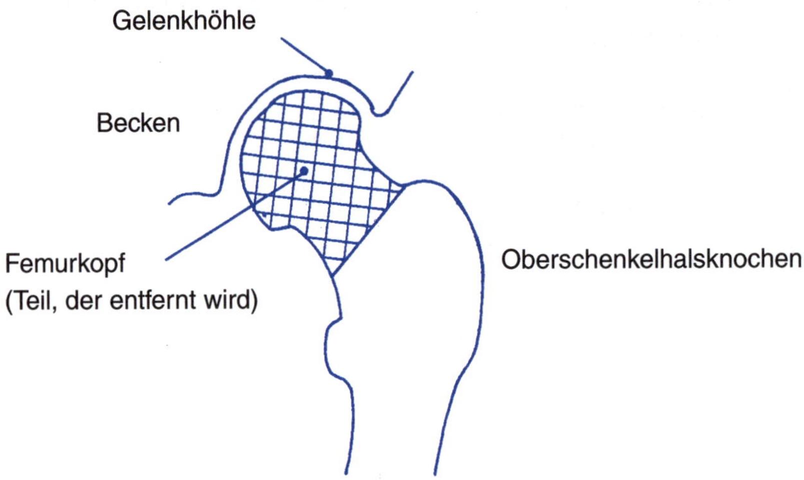

Ablauf der Operation

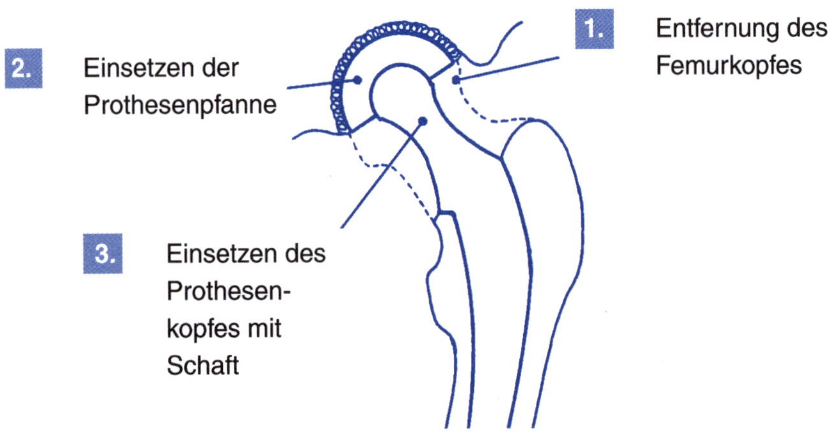

Um eine Totalendoprothese einzusetzen, muss man die Bänder entfernen, die normalerweise das Gelenk stabilisieren.
Nach der Operation wird die Gelenkprothese also nur durch die Muskeln in Position gehalten. Diese übernehmen die Funktion eines Spannseils, wie man es bei Schiffen zum Festhalten des Mastes findet.

Deshalb ist es sehr wichtig, **alle Muskeln im Bereich des Hüftgelenks zu kräftigen und das Gelenk nicht zu überdrehen, und zwar vor allem bei Beugung, Drehung nach innen sowie beim Heranziehen des Oberschenkels**.

Wenn Sie diese drei Bewegungen zusammen ausführen oder wenn Sie die einzelnen Bewegungen übertreiben, riskieren Sie eine Luxation (Auskugeln des Gelenks).

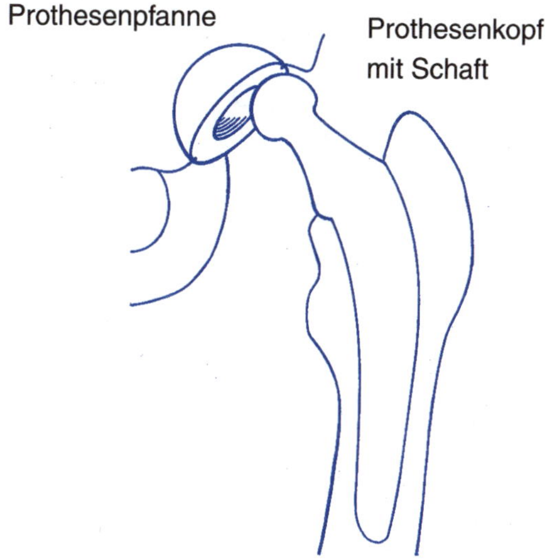

Die Bewegungen der Hüfte

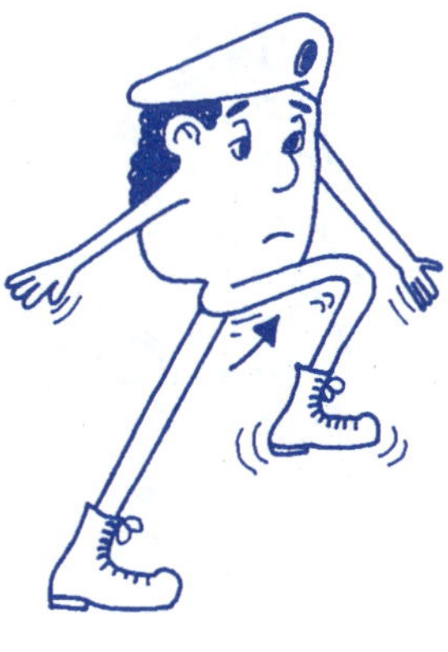

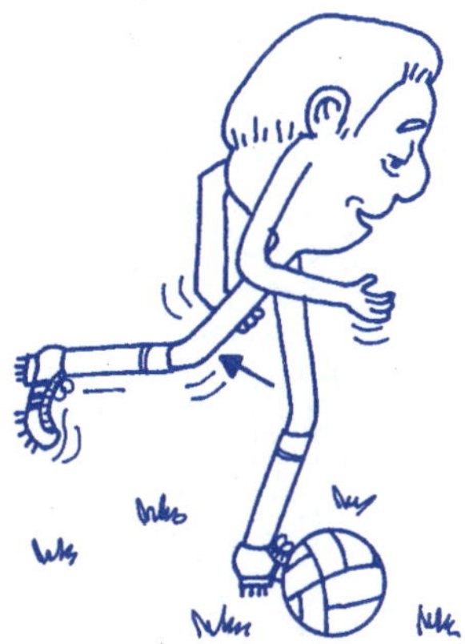

- **Flexion** (Beugung)
  Nach vorne die Knie heben
  z.B.: Sitzen

- **Extension** (Streckung)
  Nach hinten strecken
  z.B.: Ansetzen zum Ballschießen

- **Adduktion** (Heranziehen)
  Nach innen die Beine überkreuzen

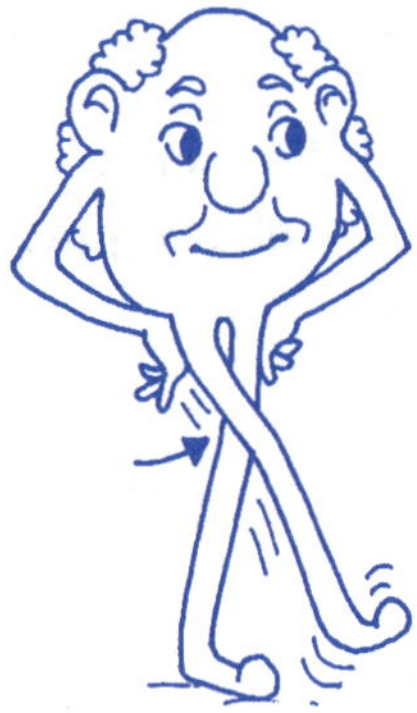

- **Abduktion** (Wegführen)
  Das Bein wird vom Körper weggestreckt

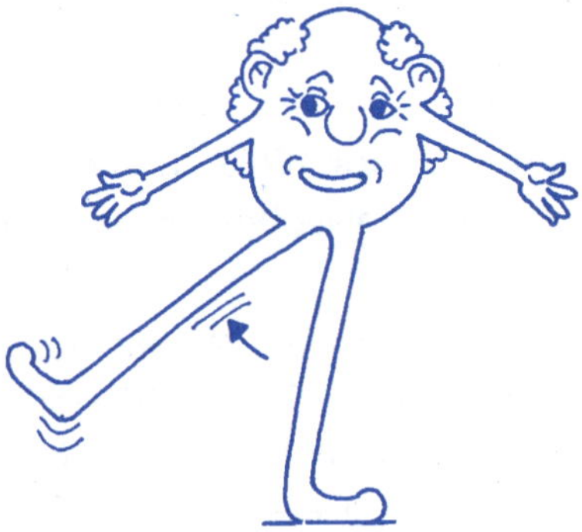

- **Innenrotation** (Innendrehung)
  Drehen der Zehenspitzen nach innen (aufrecht)

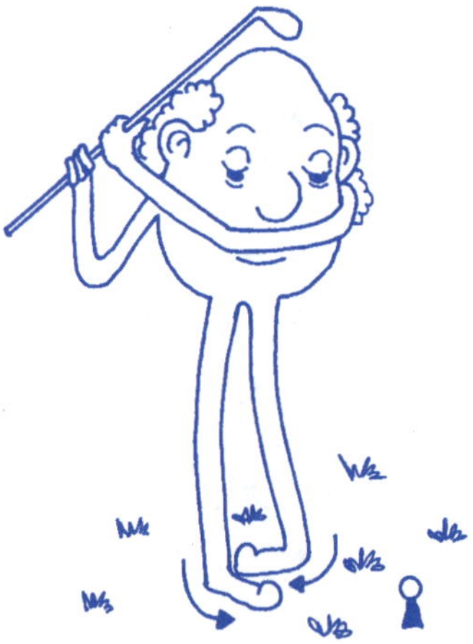

- **Außenrotation** (Außendrehung)
  Drehen der Zehenspitzen nach außen

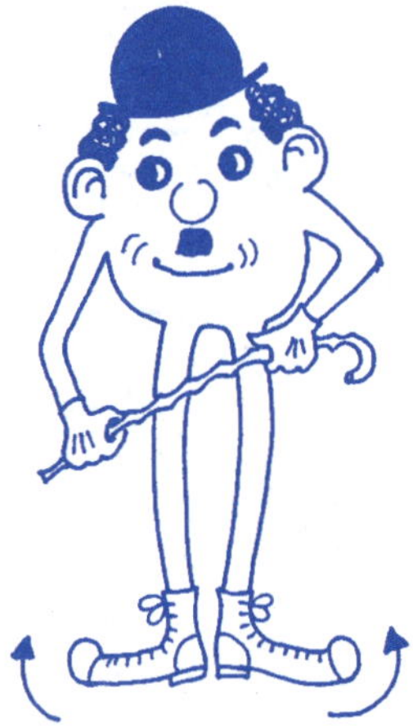

Und wenn man die Operation versäumt?

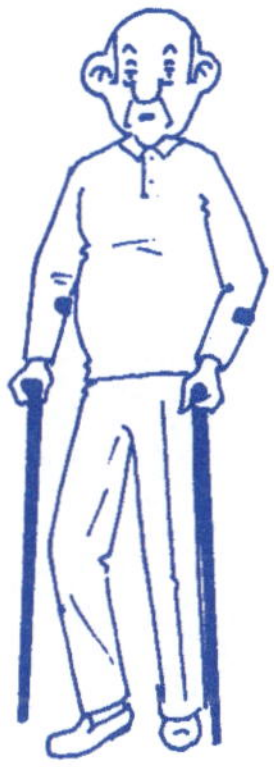

1. Zuerst ein Stock, dann zwei Stöcke und Schmerzen.

2. Danach der Rollstuhl und immer noch Schmerzen.

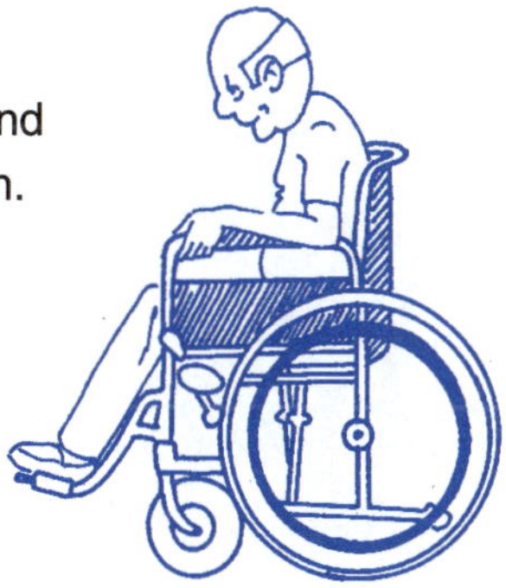

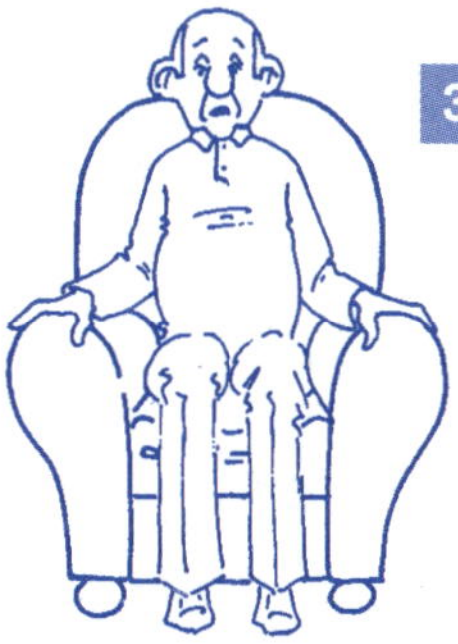

3. Vom Sessel ins Bett, vom Bett in den Sessel mit dauernden Schmerzen.

4. Vom Bett zum Bett und dauernde Schmerzen.

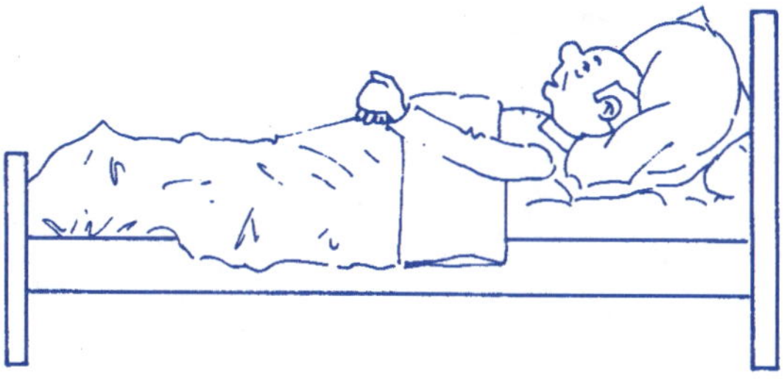

Kapitel 2 Operation und Rehabilitation

Vorstellung des Personals

Außer dem Chirurgen und Narkosearzt, die Sie vor der Operation sehen, lernen Sie nach und nach das Personal der medizinischen Heilberufe kennen. Sie werden Ihnen durch einige Zeichnungen vorgestellt.

Der Sozialarbeiter soll an dieser Stelle auch erwähnt werden, da er eine wichtige Rolle spielt, falls Sie soziale oder finanzielle Probleme haben.
Hauptsächlich zuständig für die Probleme am Arbeitsplatz in Verbindung mit der Erkrankung sind: Reha-Abteilung des Arbeitsamtes, Rentenversicherung, Berufsgenossenschaft.

Der Chirurg

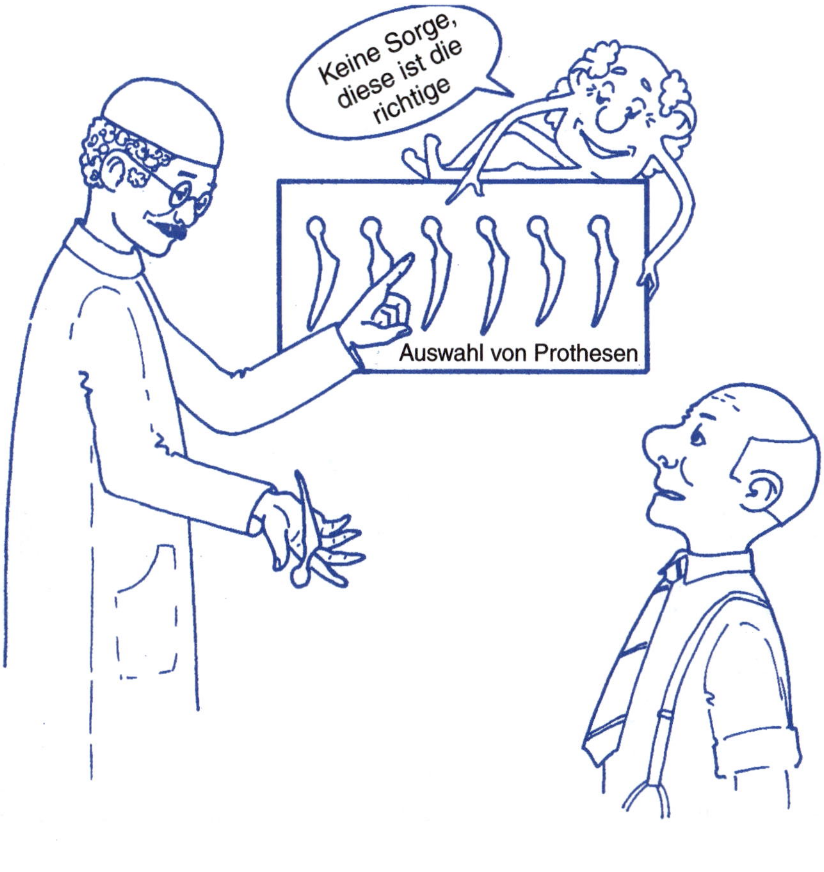

2

Der Narkosearzt (Anästhesist)

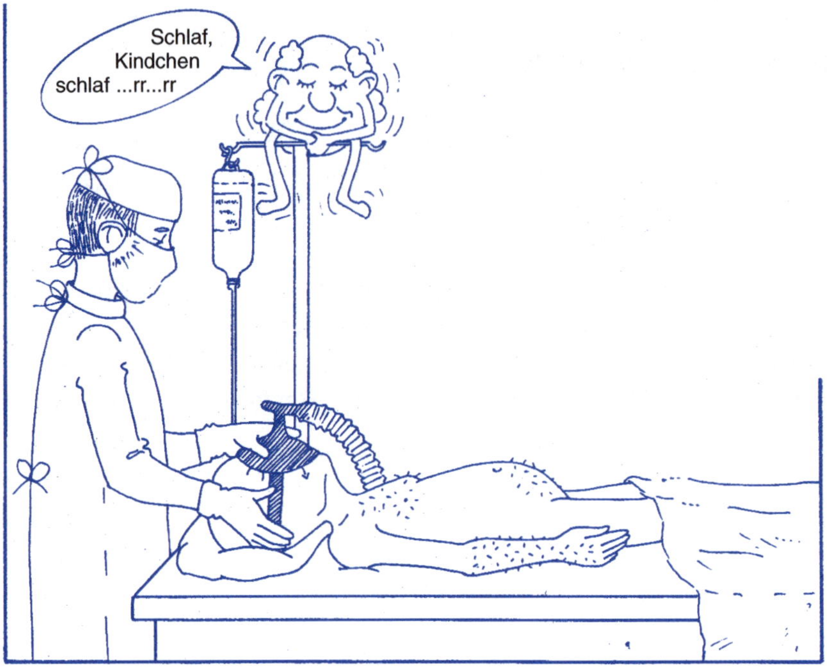

Die Krankenschwester / der Pfleger

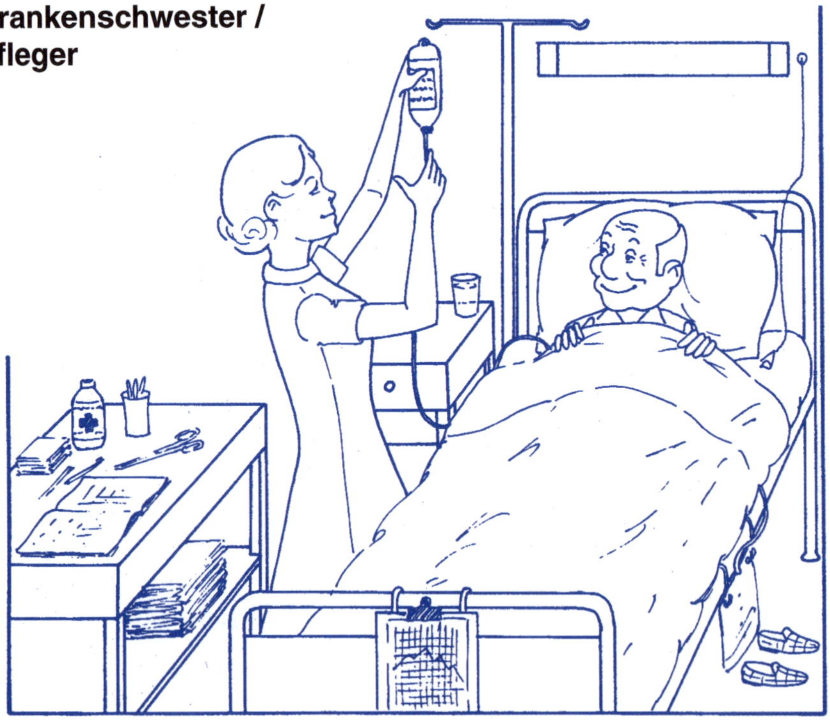

Der Physiotherapeut

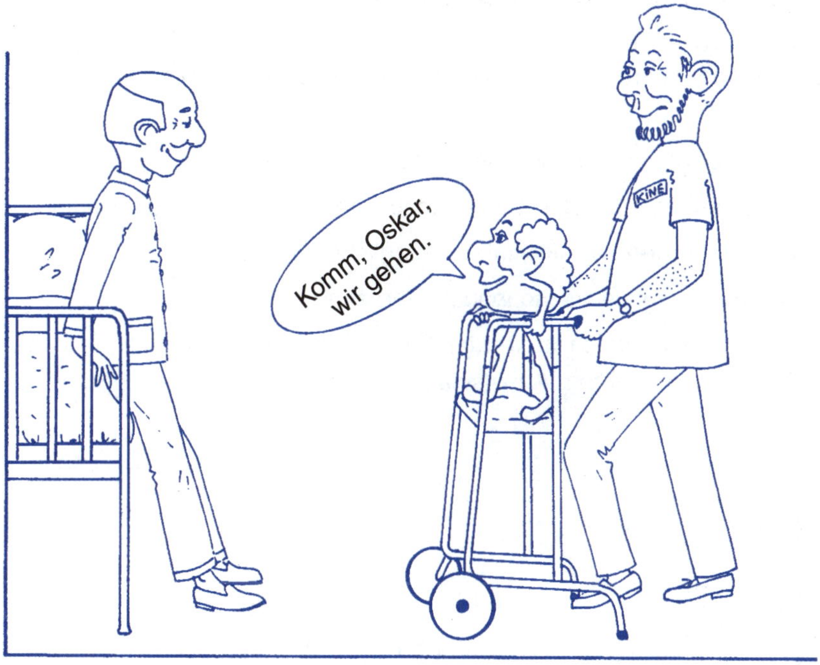

Kurz nach der Operation wird man Sie Übungen machen lassen für:

- den Kreislauf
- die Atmung

Danach wird man Folgendes unternehmen:

- Mobilisation
- Muskeltraining
  usw.
- Gehübungen mit Gehwagen, Unterarm-Gehstöcken (UAG)
- Treppen hinauf- und hinuntergehen lernen
  usw.

Der Ergotherapeut

Der Ergotherapeut hat eine ergänzende Funktion zur Physiotherapie.

Der Ergotherapeut berät Sie, wie Sie Ihren Alltag bewältigen können:

- Wiedergewinnung der Muskelkraft und Ausdauer
- Gleichgewichtsübungen und Ausdauertraining in aufrechter Haltung
- Wiedererlernen der Aktivitäten im täglichen Leben
- Erlernen von gelenkschonendem Verhalten
- Wenn es erforderlich ist, werden Sie mit Hilfsmitteln versorgt, die im häuslichen Bereich und an Ihrem Arbeitsplatz hilfreich sind.

2

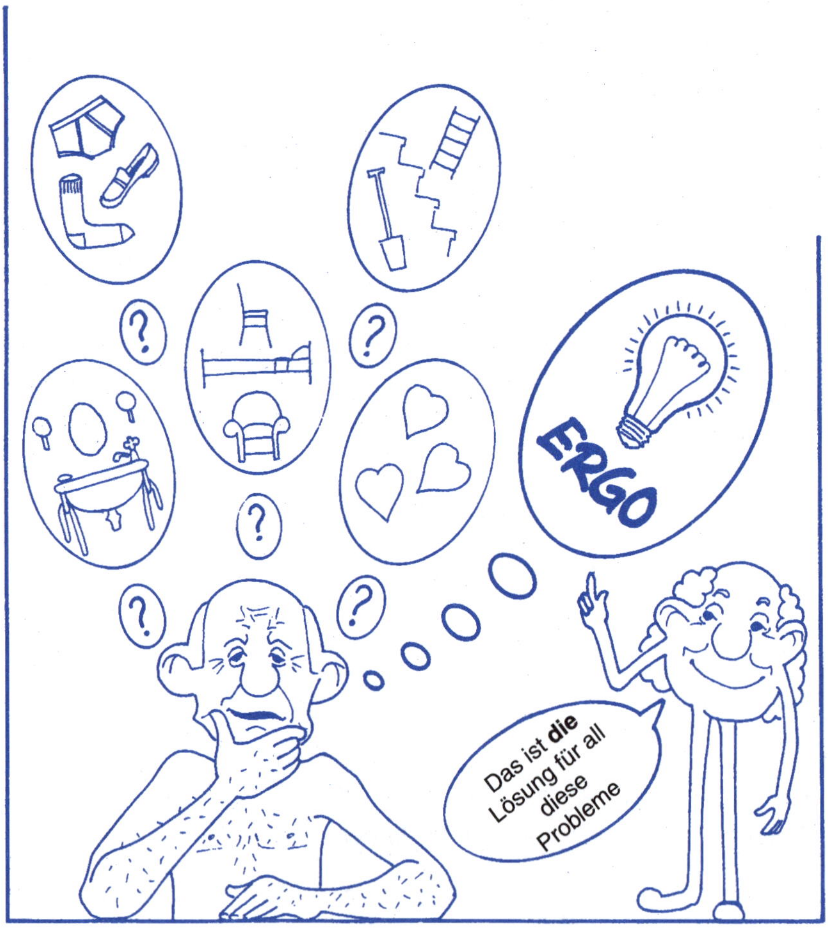

Zu Hause

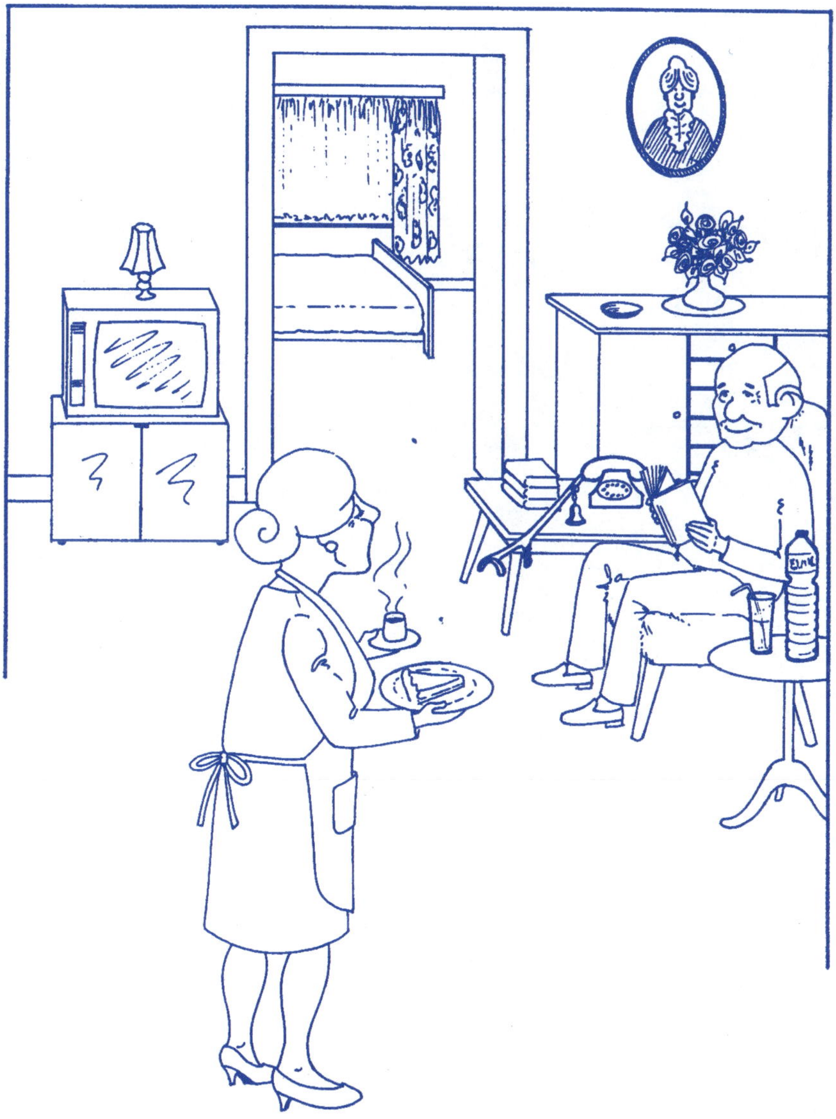

Kapitel 3 Praktische Ratschläge

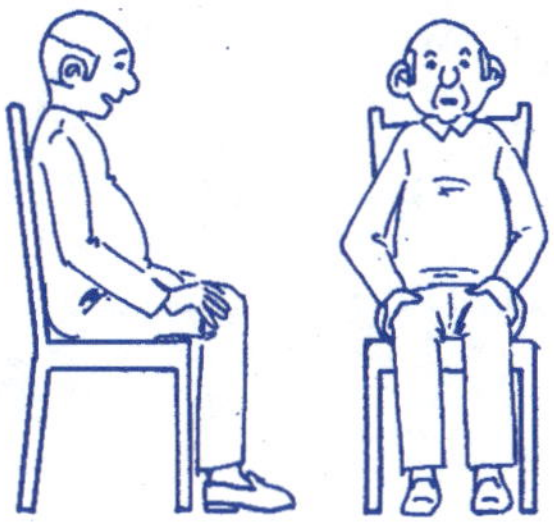

Ihre ideale Sitzposition:
die Beine im rechten Winkel
zum Körper.

Gehen Sie bei Schnee und
Glätte nicht nach draußen:
Rutschgefahr!

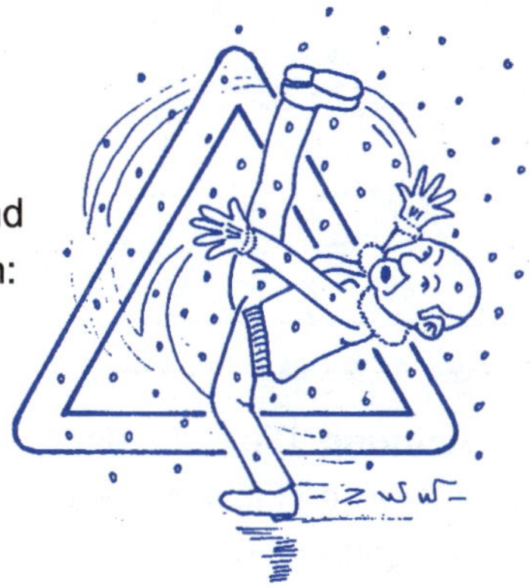

Falsche Positionen

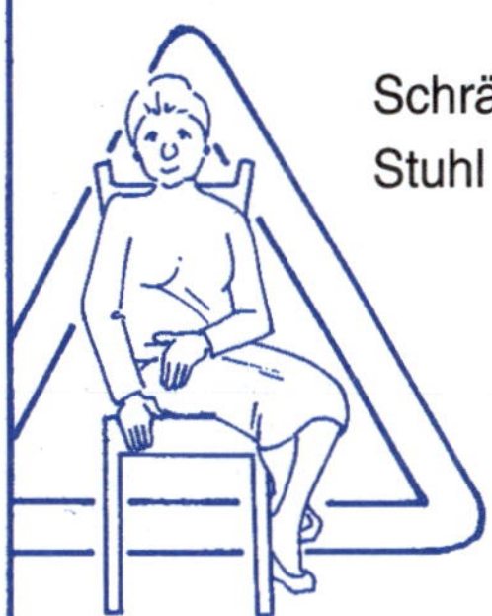

Schräg auf einem
Stuhl sitzen.

Sitzend sich zur
Seite beugen.

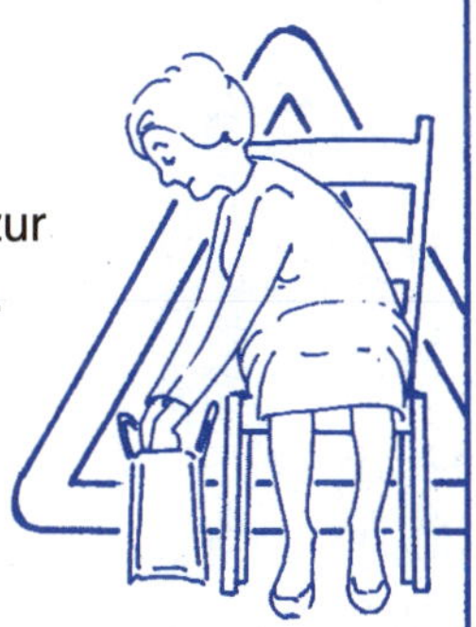

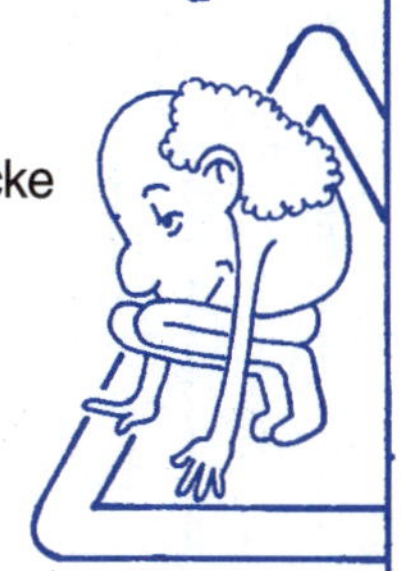

In die Hocke
gehen.

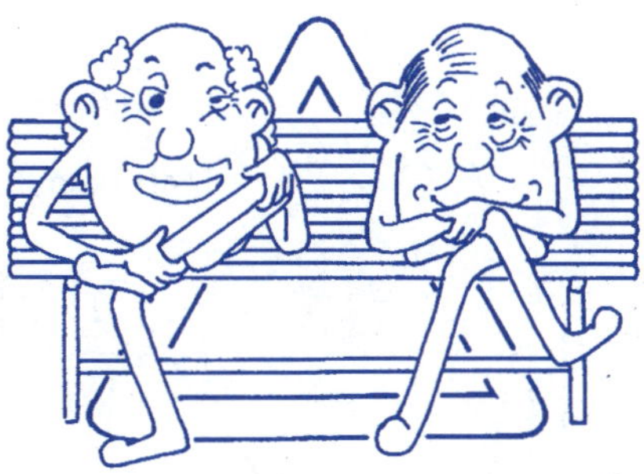

Die Beine über-
kreuzen.

Sitzgelegenheiten, die Sie vermeiden sollten

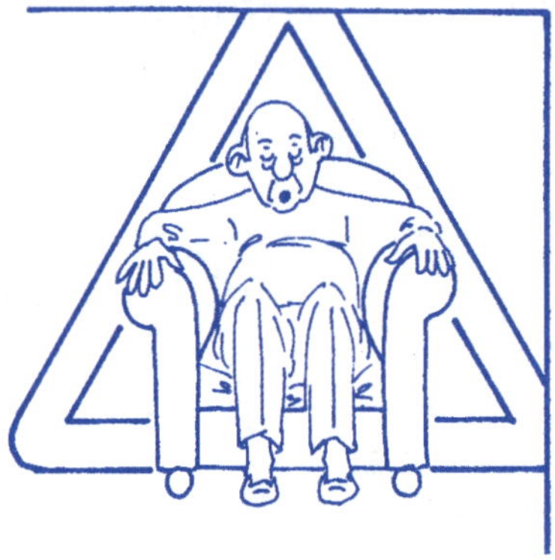

Zu tiefe Sessel

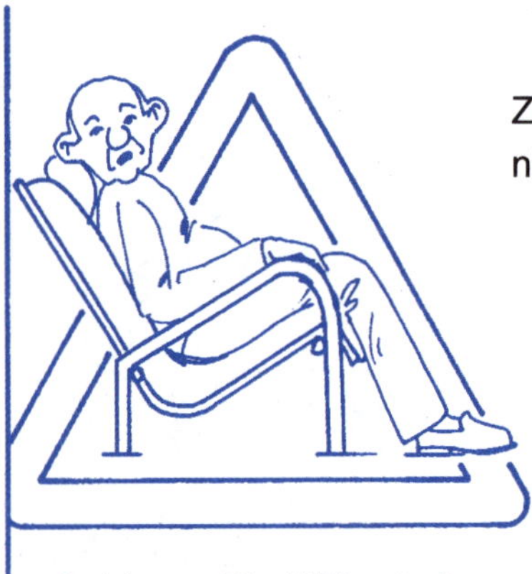

Zu weiche und niedrige Sessel

Wählen Sie eine **hohe und angepasste Sitzgelegenheit** oder einen Ruhesessel mit Armlehne.

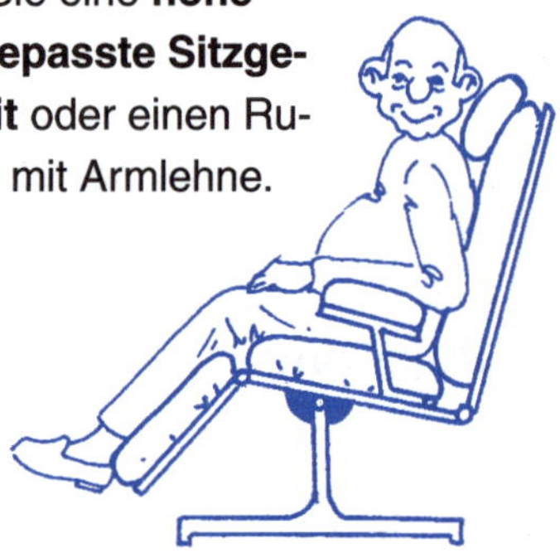

Achtung: Die Hüfte darf auf keinen Fall mehr als 90° gebeugt werden!

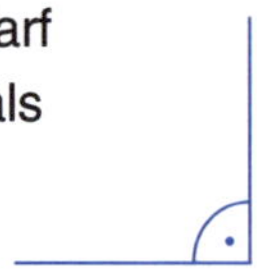

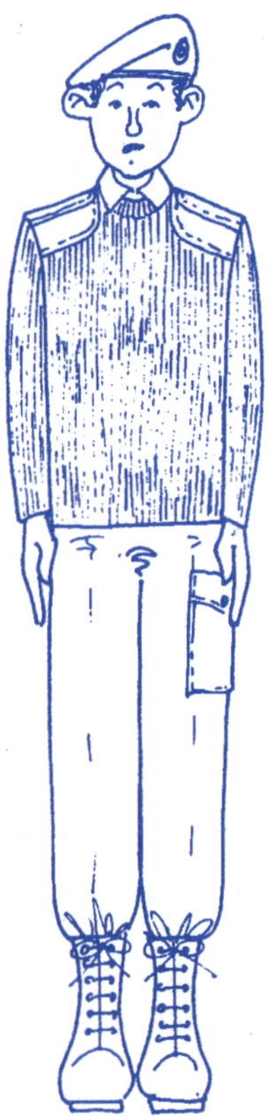

Aufrechte Haltung

Bleiben Sie nie zu lange stehen.
Gehen Sie nie längere Zeit.
Legen Sie regelmäßig kleine Pausen im Sitzen ein.

Wenn Sie aufrecht stehen, dann **auf beiden Beinen, die Füße bequem auseinandergestellt.**

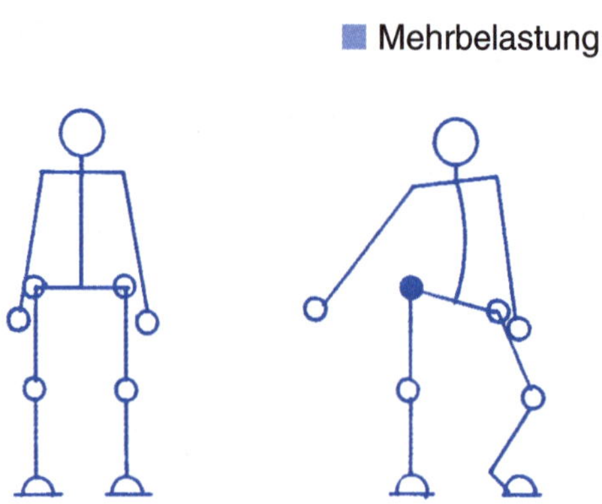

Drehen Sie sich nicht abrupt herum, drehen Sie sich langsam, im Block **Beine, Becken und Schulter gleichzeitig.**

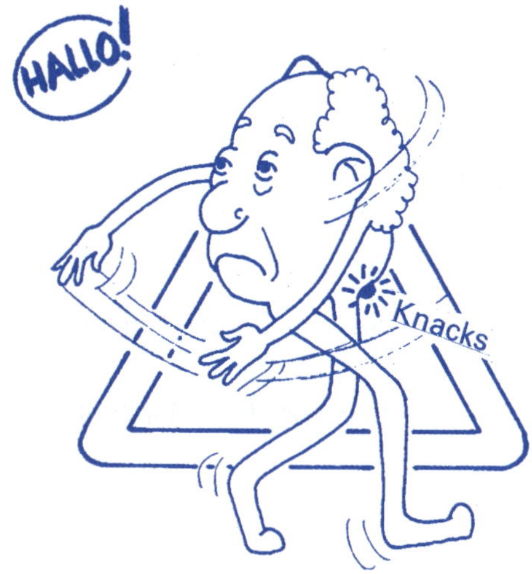

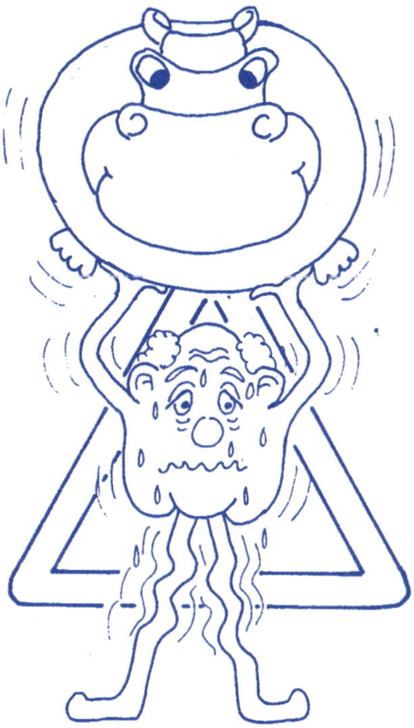

Tragen Sie nichts Schweres. In Ausnahmefällen nur kurze Strecken.

Wenn nötig, tragen Sie die Last **vor sich oder an der operierten Seite**, aber immer am Körper.

3

Für Ihre Einkäufe können Sie einen Einkaufswagen benutzen – ein angenehmer Helfer.

Für Ihre Reisen benutzen Sie einen Koffer mit Rollen.

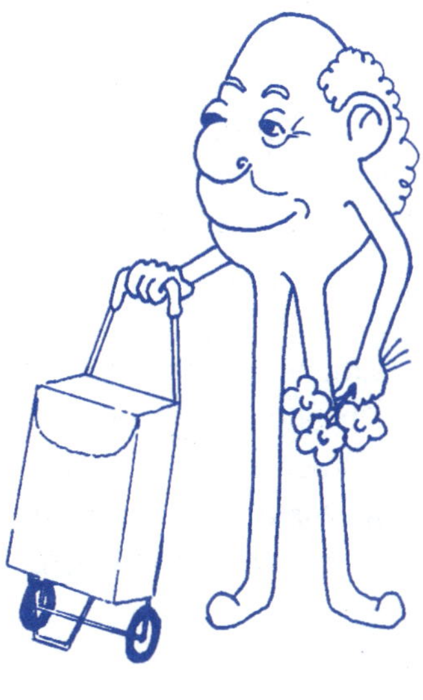

Eine ebenerdige Wohnung wäre von großem Vorteil.

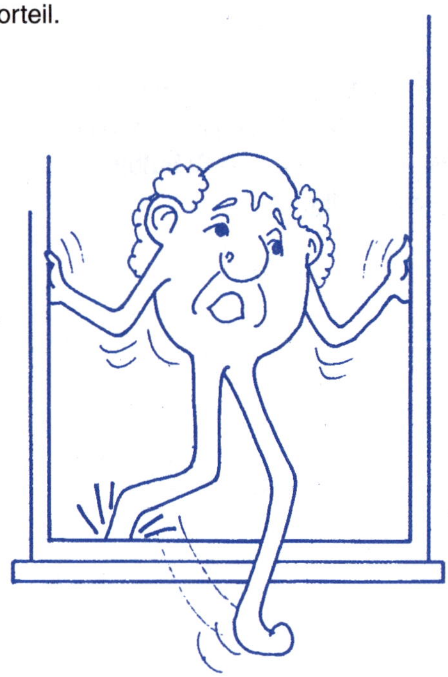

Vorsicht bei hohen Türschwellen!

Vorsicht bei Teppichfalten!

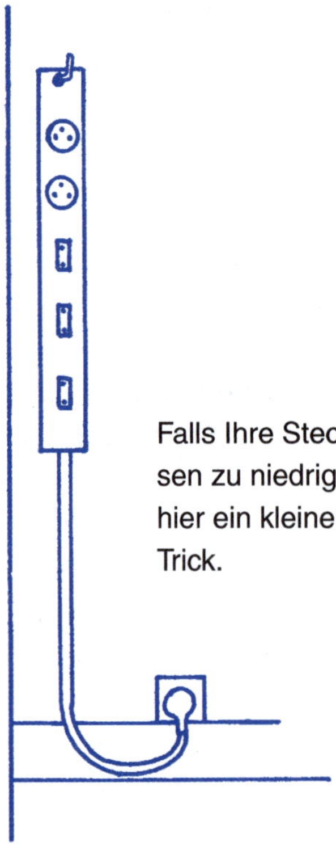

Falls Ihre Steckdosen zu niedrig sind, hier ein kleiner Trick.

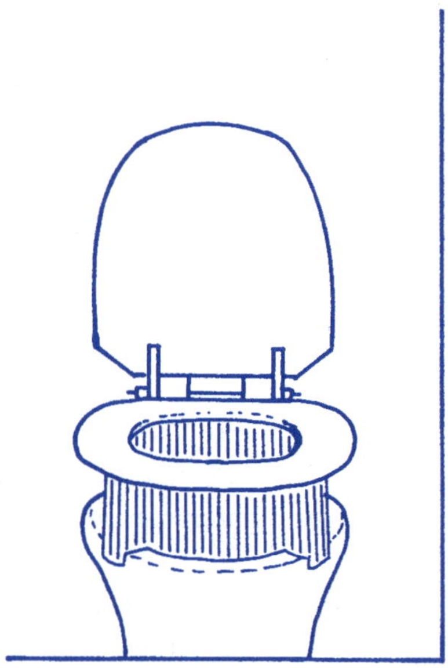

Erhöhen Sie Ihr WC! (Toilettensitzerhöhungen können dafür erworben werden.) Wenn es Ihnen schwerfällt aufzustehen, lassen Sie sich einen Haltegriff an der Wand anbringen.

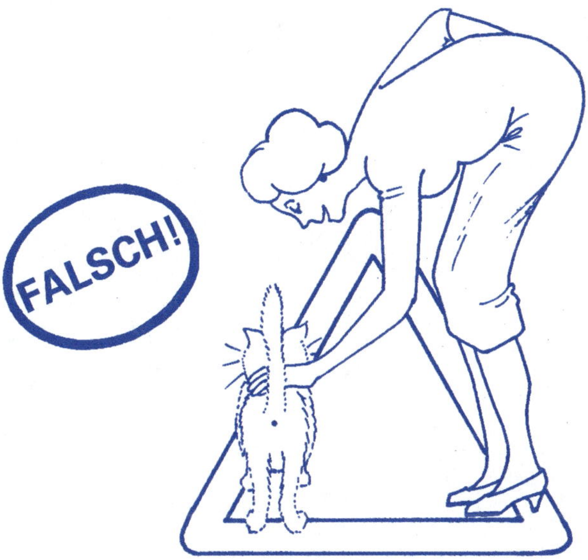

Sie können **sich vorsichtig** herunterbeugen, indem Sie etwas **in die Knie gehen**.

3

Und hier sehen Sie, wie Sie ohne das geringste Risiko einen Gegenstand vom Boden aufheben oder ihn hinstellen können:

1. Sie stützen sich mit einer Hand auf einen Tisch o. Ä. und stehen auf **Ihrem nicht operierten Bein**.

2. Sie beugen Ihren Körper und heben gleichzeitig **Ihr operiertes Bein** nach hinten. So kann Ihre freie Hand leicht den Boden berühren.

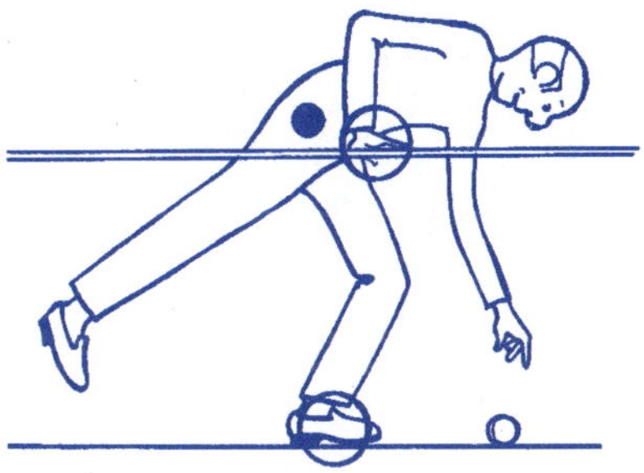

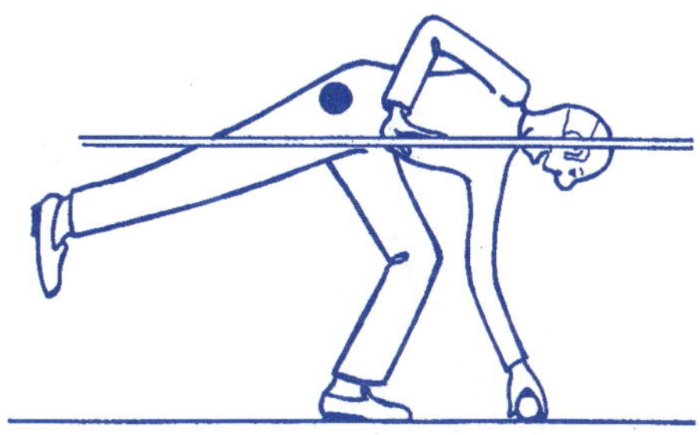

Kapitel 4 Aktivitäten des täglichen Lebens

Aufstehen

Achtung: Falls notwendig, das operierte Bein mit dem gesunden Fuß unterstützen. **Beine aber nicht kreuzen!**

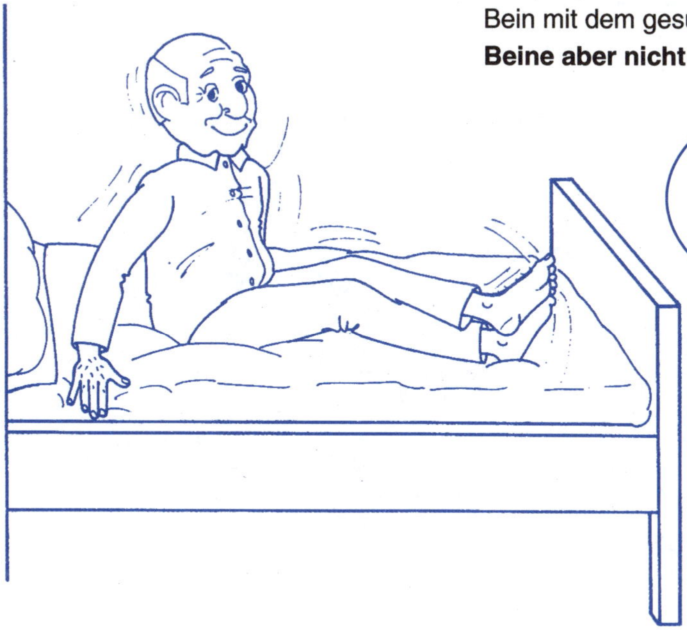

Tipp:
Mit einer Plastiktüte unter dem Gesäß rutscht man besser.

Sitzend auf beide Hände gestützt, die **Beine gebeugt. Nicht die Beine kreuzen!** Am besten aber heben Sie sie nebeneinander aus dem Bett.

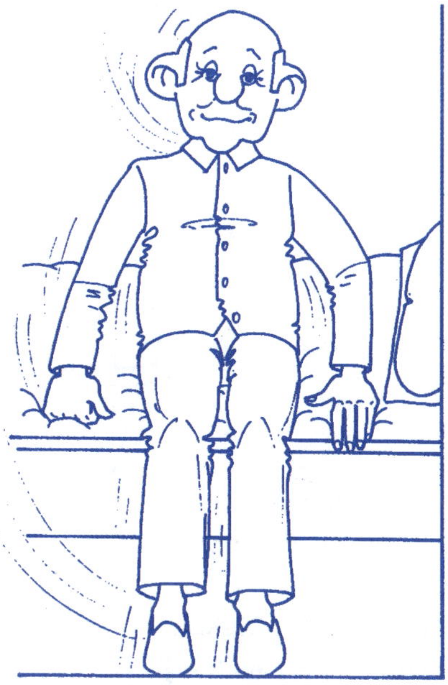

Drehen Sie Ihr Becken und die Beine gleichzeitig über den Rand des Bettes.

Ziehen Sie Pantoffeln an.

Stehen Sie immer mit Hilfe beider Hände auf.

Höhe des Bettes = Höhe des Stuhles. Wenn das Bett zu niedrig ist, können Sie es erhöhen lassen (siehe Liste der Hilfsmittel).

Körperpflege

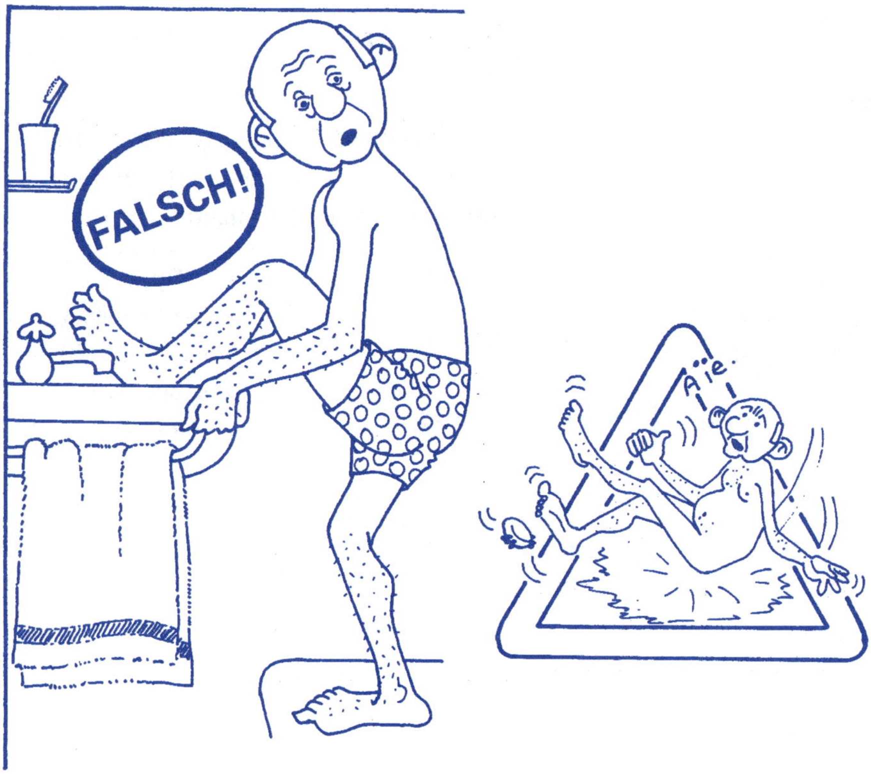

Steigen Sie anfangs nie so in Ihre Badewanne.

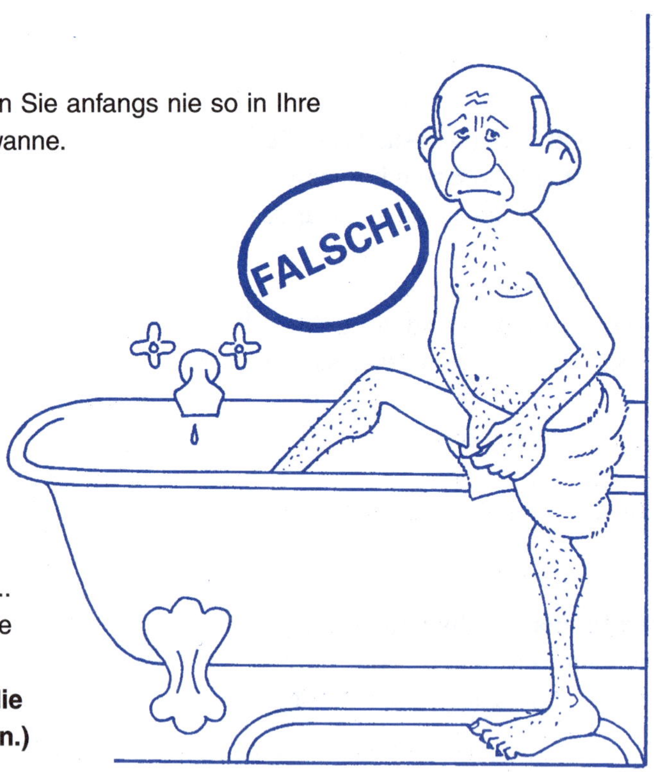

Ein bisschen Geduld ... mit Training können Sie dies bald wieder tun. **(Bitte beachten Sie die nachfolgenden Seiten.)**

Am Waschbecken

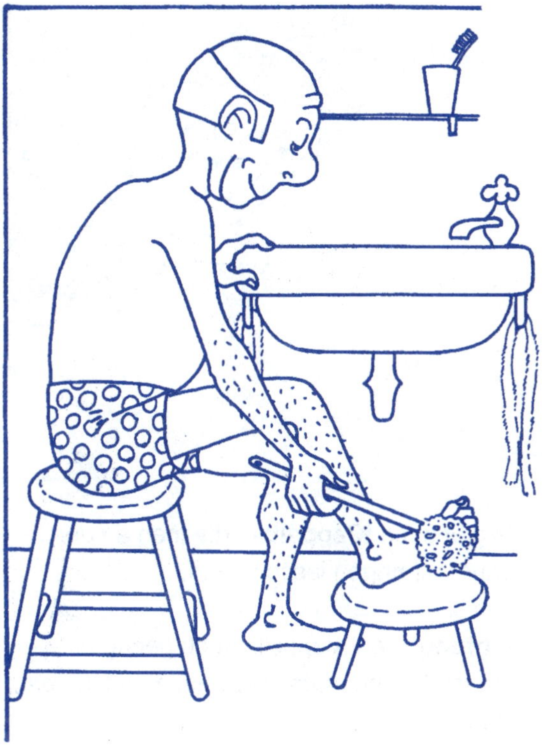

Nur das Fußewaschen bereitet einige Schwierigkeiten.

Achtung: Die Hüfte darf auf keinen Fall mehr als 90° gebeugt werden!

Benutzen Sie einen Schwamm mit langem Stab oder eine Rückenbürste, über die Sie einen Waschlappen stülpen.

Um die Füße abzutrocknen, benutzen Sie ein großes Badetuch.

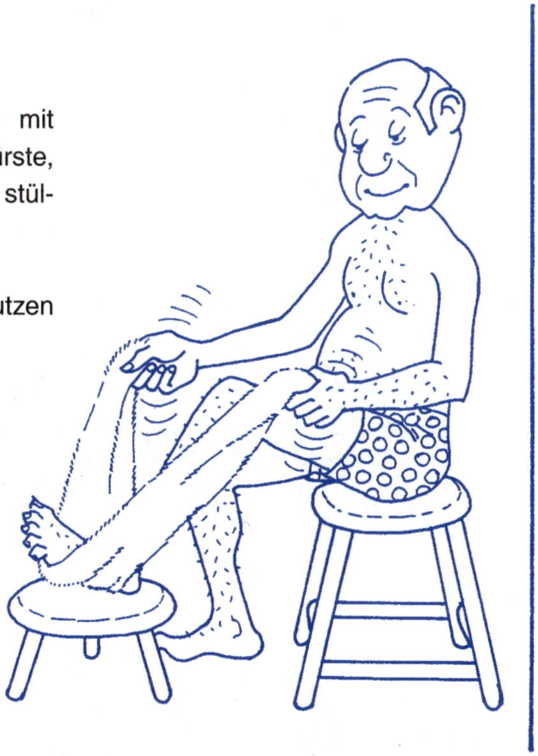

Duschen

Denken Sie an eine **rutschfeste Unterlage**.

Lassen Sie einen **Haltegriff** an der Wand anbringen. Dieser hilft Ihnen, das Gleichgewicht zu halten.

Sie können auch einen **Plastikhocker** in Ihr Duschbecken stellen.

■ Rutschfeste Unterlage

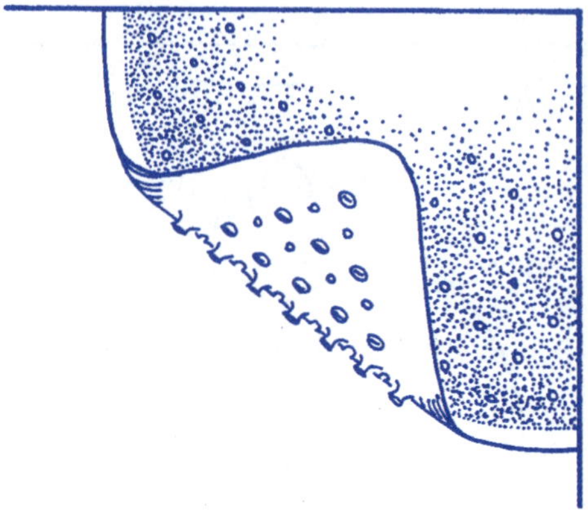

Es gibt auch **Klappsitze**, die man an der Wand anbringen lassen kann.

Achtung! Den Klappsitz hoch genug anbringen lassen, damit Sie besser aufstehen können.

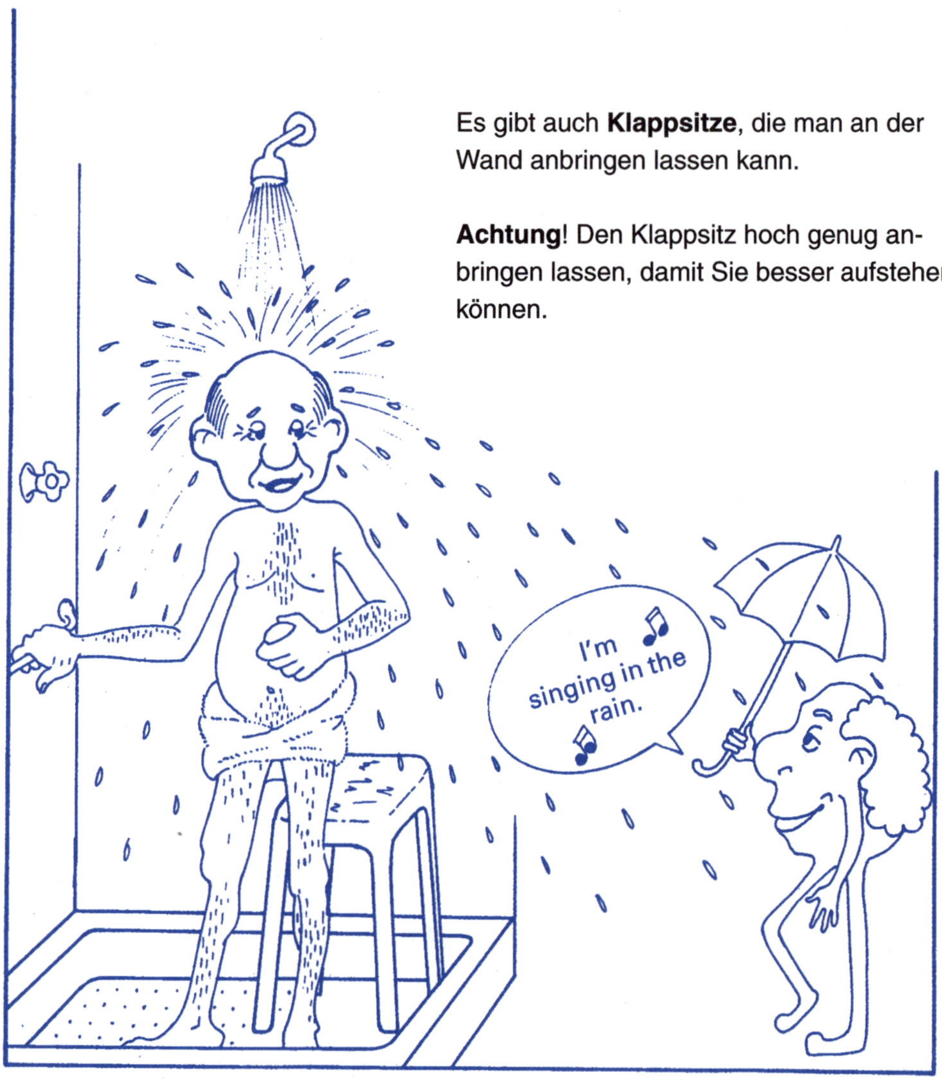

Baden

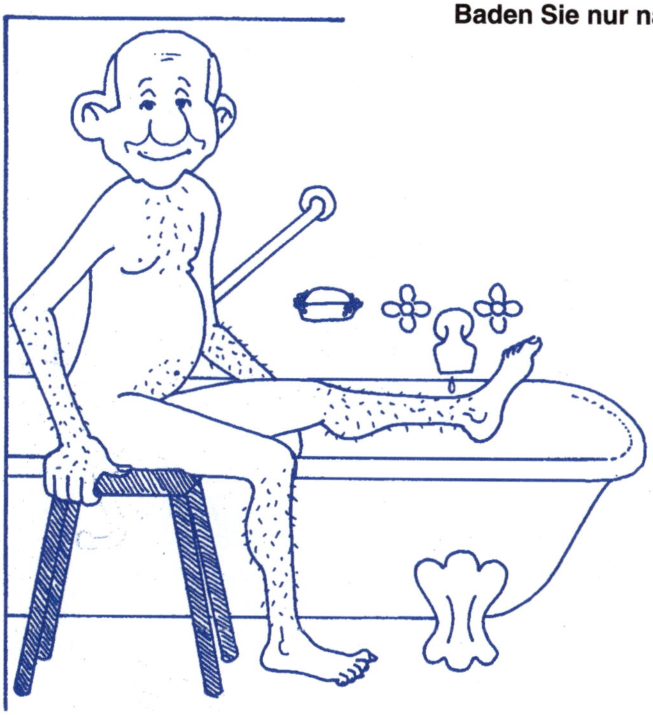

Baden Sie nur nach ärztlicher Erlaubnis!

Besorgen Sie sich für die Badewanne einen Badesitz und eine **rutschfeste Unterlage**.

Um in die Wanne zu steigen, setzen Sie sich auf den Rand oder noch besser auf ein Badebrett oder auf einen Hocker, **der etwas höher ist** und direkt neben der Wanne steht. Bringen Sie die Beine möglichst zusammen über den Wannenrand.

Anfangs ist davon abzuraten, sich auf den **Boden** der Badewanne zu setzen.

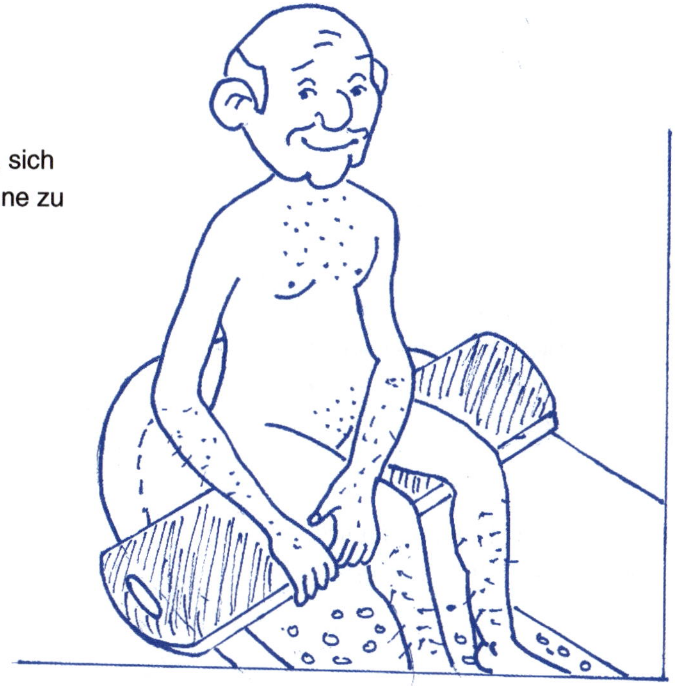

Anziehen

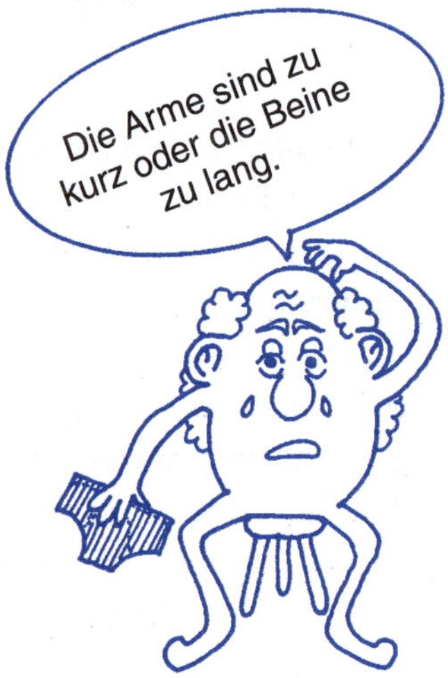
Die Arme sind zu kurz oder die Beine zu lang.

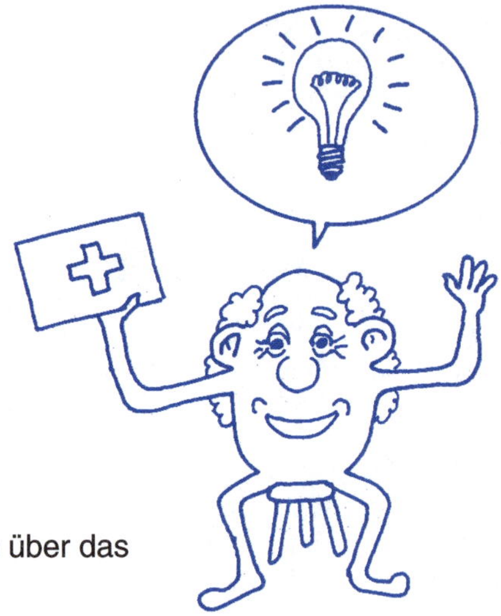

Eine Broschüre über Hilfsmittel können Sie sich über das Rote Kreuz bestellen (Adresse siehe Seite 62).

Und hier – leicht zu bauen: Nehmen Sie zwei ca. 40 cm lange Vierkantleisten und kleben Sie daran zwei Wäscheklammern.

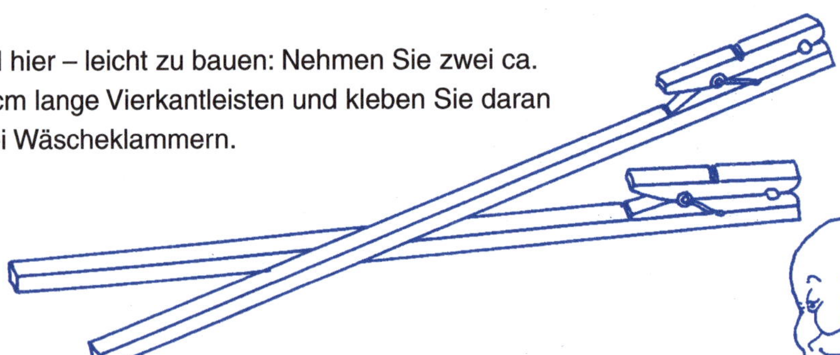

Klemmen Sie Ihren Slip mit den Wäscheklammern fest. Halten Sie die Stäbe und steigen Sie mit Ihren Beinen in den Slip. Bringen Sie alles in die richtige Höhe, damit Sie den Slip hochziehen können. Lösen Sie die Klammern. Das gleiche Prinzip bei Röcken oder Hosen.

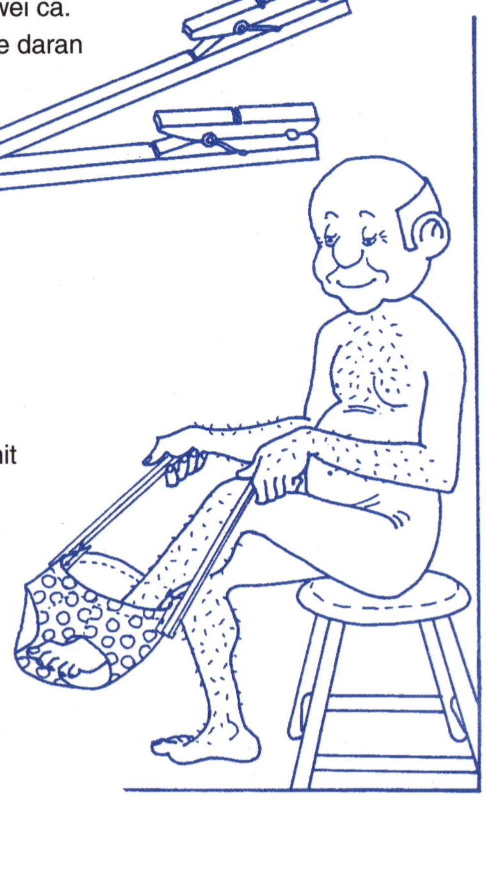

Achtung: Die Hüfte darf auf keinen Fall mehr als 90° gebeugt werden!

Um Ihre Hosen anzuziehen, können Sie auch Hosenträger benutzen.

Mit **den Hosenträgern** ziehen Sie die Hose über die Beine hoch. Zuletzt lösen Sie die Hosenträger, wenn Sie lieber einen Gürtel tragen.

Achtung: Die Hüfte darf auf keinen Fall mehr als 90° gebeugt werden!

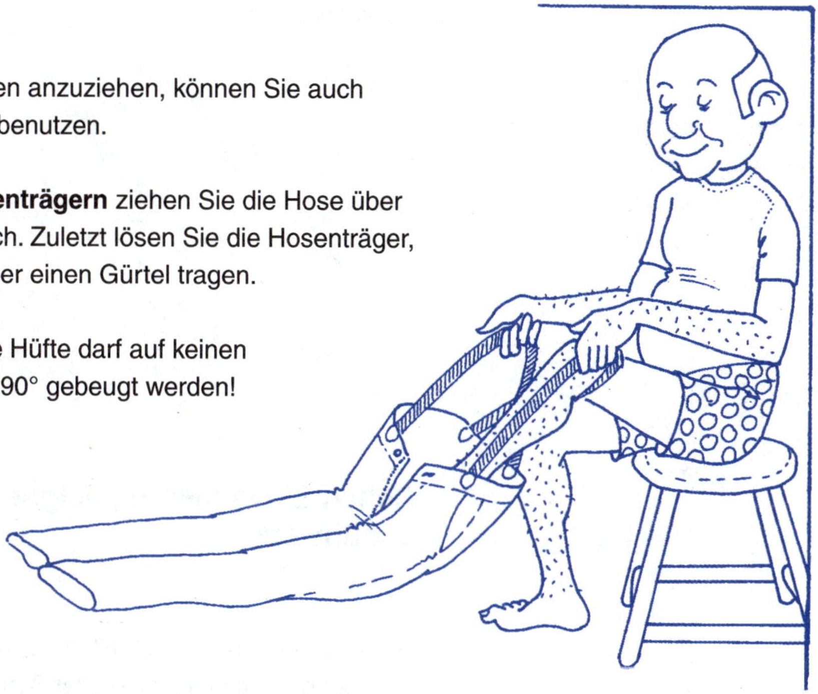

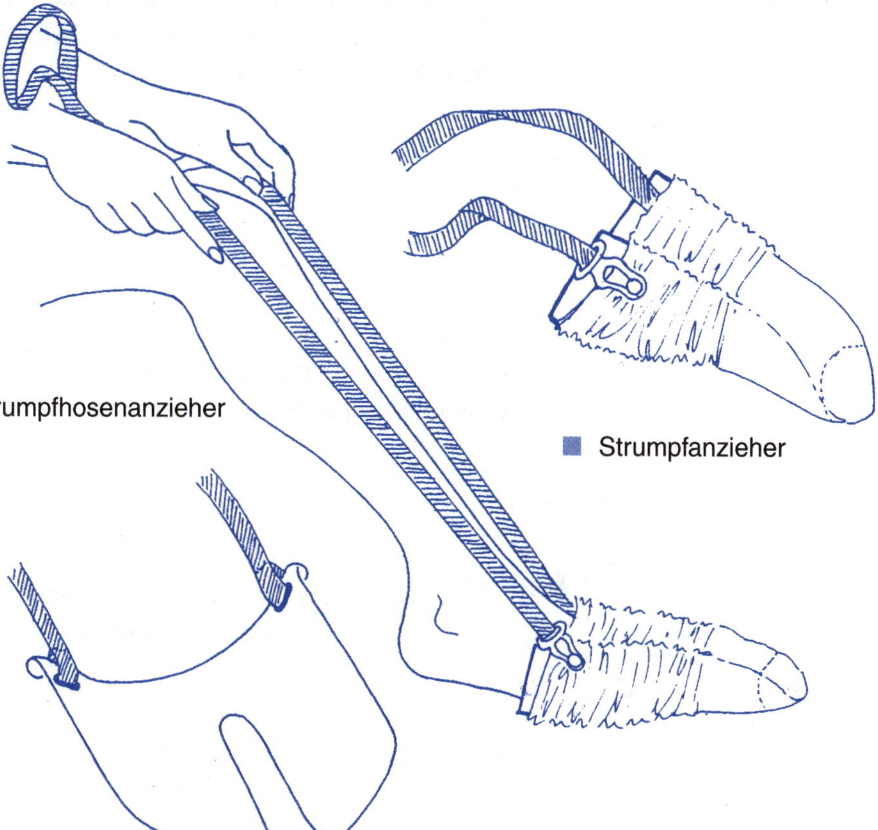

■ Strumpfhosenanzieher

■ Strumpfanzieher

Sockenanzieher

Mit einem großen Schuhlöffel und einem Paar Hosenträger können Sie sich behelfen.

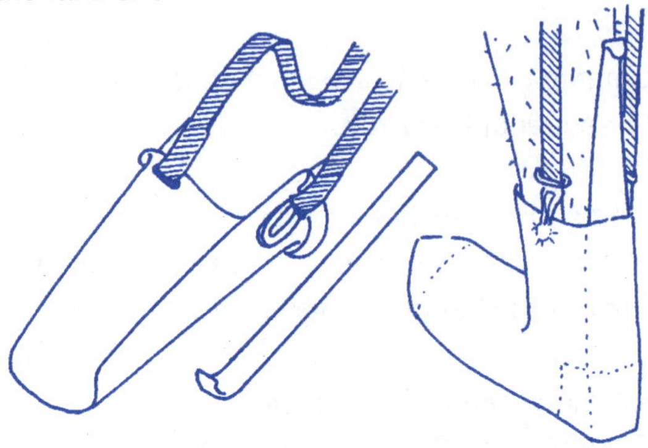

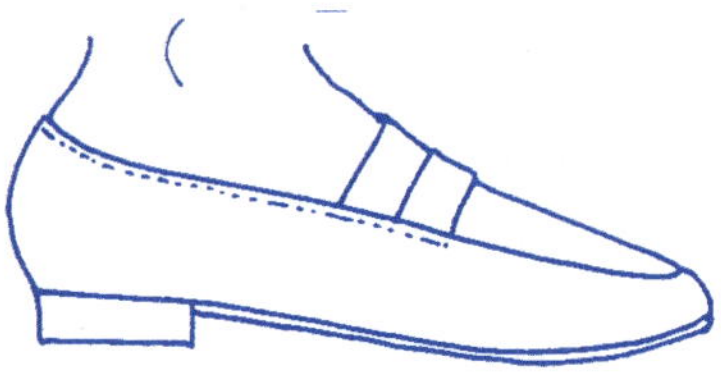

Gehen Sie immer in geeignetem Schuhwerk.

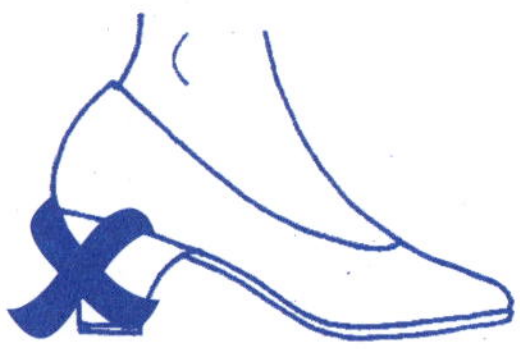

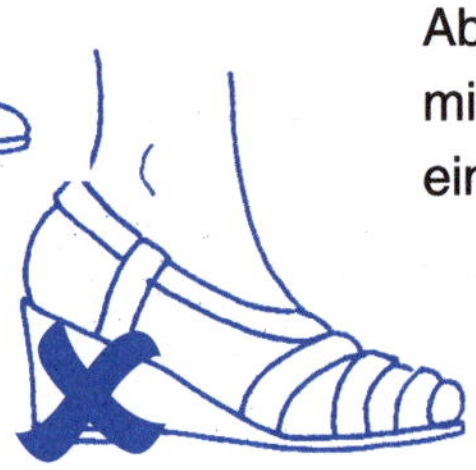

Tragen Sie **feste** Schuhe mit möglichst flachem Absatz ohne Schnürsenkel oder Schnürschuhe mit elastischen Schnürsenkeln. Benutzen Sie einen langen Schuhlöffel.

An Pantoffeln oder Sandalen sollte ein Riemen angebracht sein, der die Ferse hält.

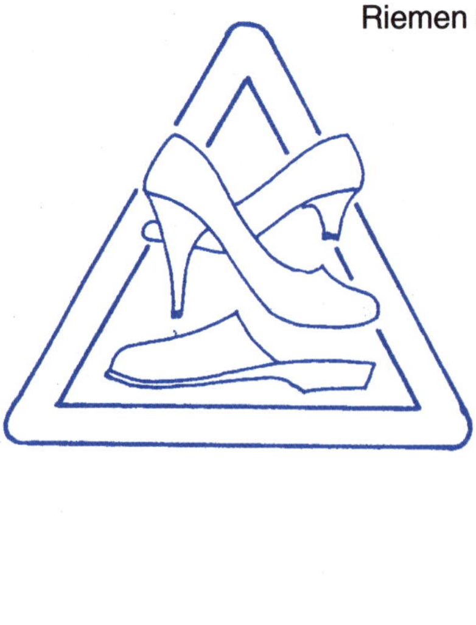

Benutzen Sie zum Ausziehen der Schuhe einen Stiefelknecht.

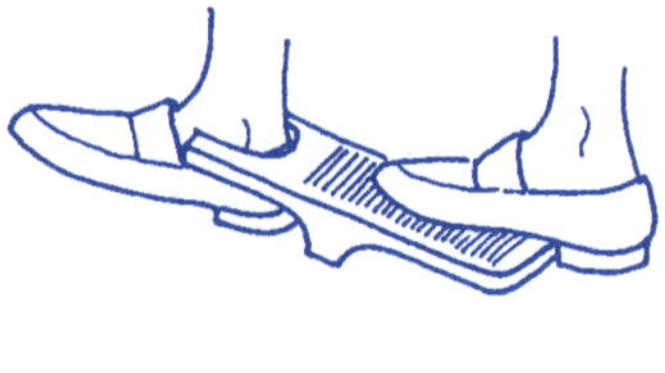

Treppensteigen

Steigen Sie nur eine Stufe auf einmal hinauf:

Setzen Sie beide Füße auf dieselbe Stufe, bevor Sie auf die nächste steigen.

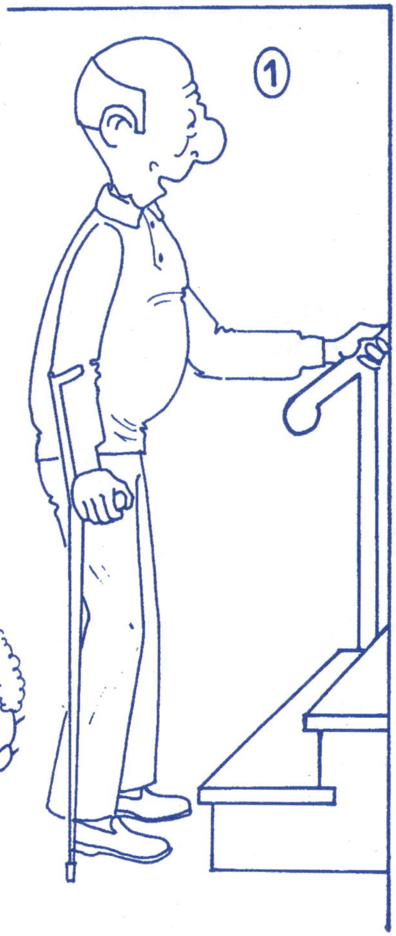

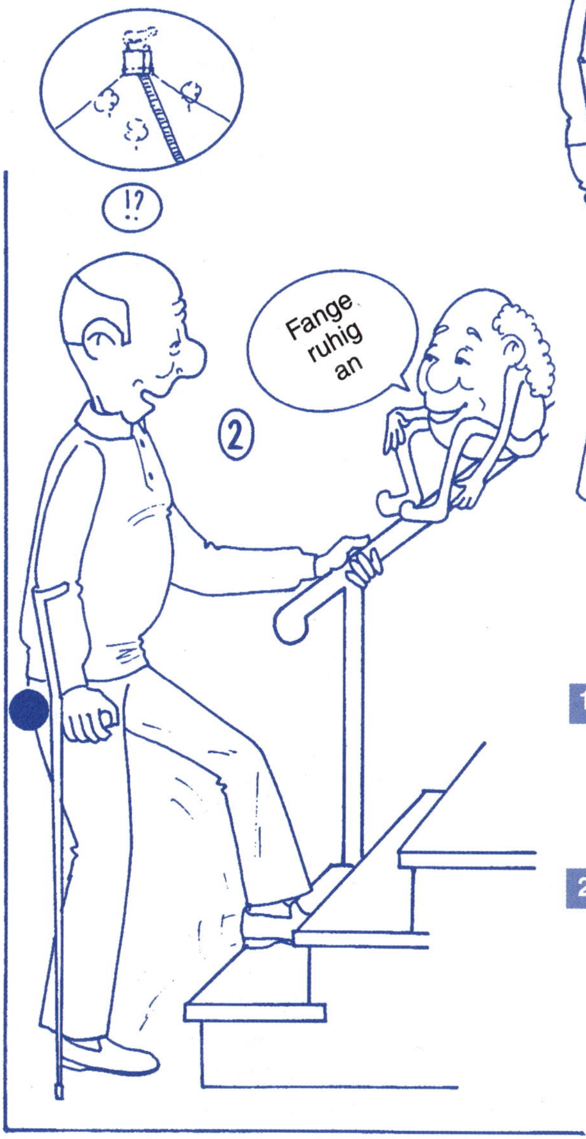

1. Eine Hand am Geländer, in der anderen Hand Ihren Stock, falls Sie einen benutzen.

2. Mit festem Halt beider Hände setzen Sie das **nicht operierte** Bein auf die erste Stufe.

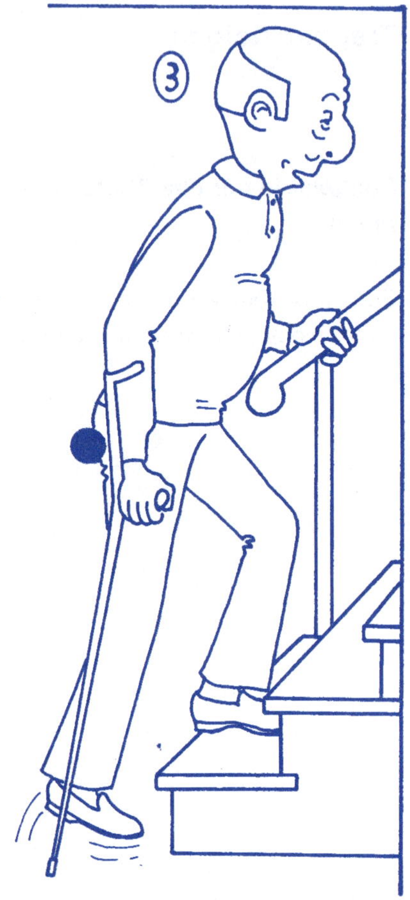

3. Nun setzen Sie das **operierte Bein** auf die erste Stufe.

4. Bringen Sie Ihren Stock auf die gleiche Höhe.

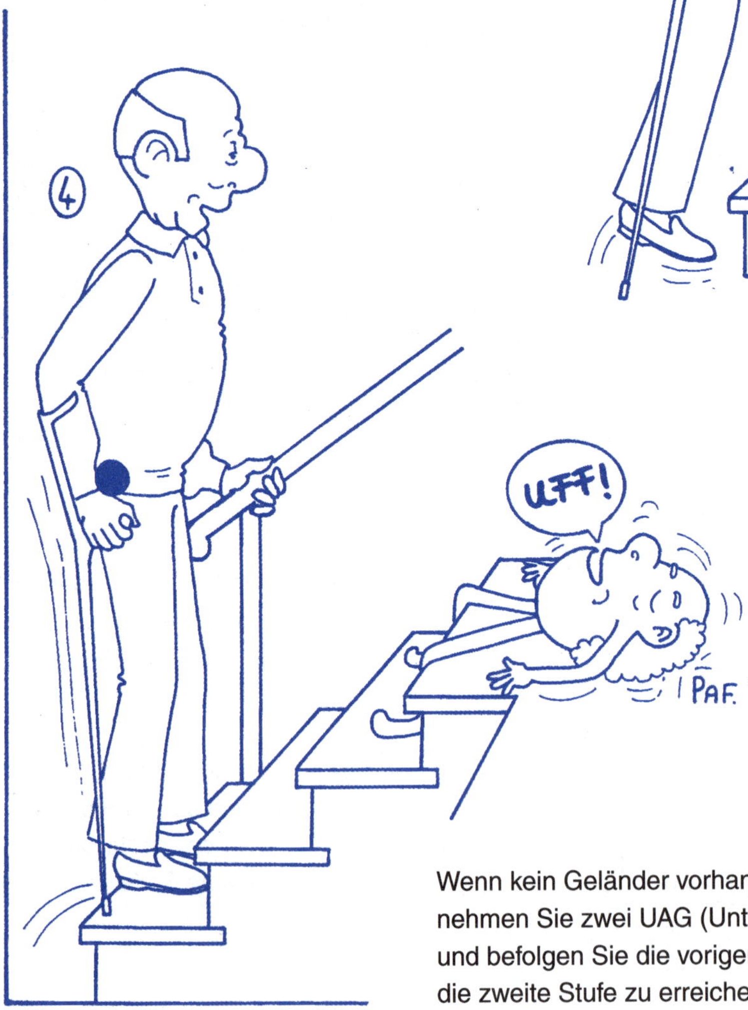

Wenn kein Geländer vorhanden ist, nehmen Sie zwei UAG (Unterarm-Gehstöcke) und befolgen Sie die vorigen Instruktionen, um die zweite Stufe zu erreichen.

Treppen hinuntergehen

Wie beim Treppensteigen, so gehen Sie auch die Treppe hinunter – Stufe für Stufe.

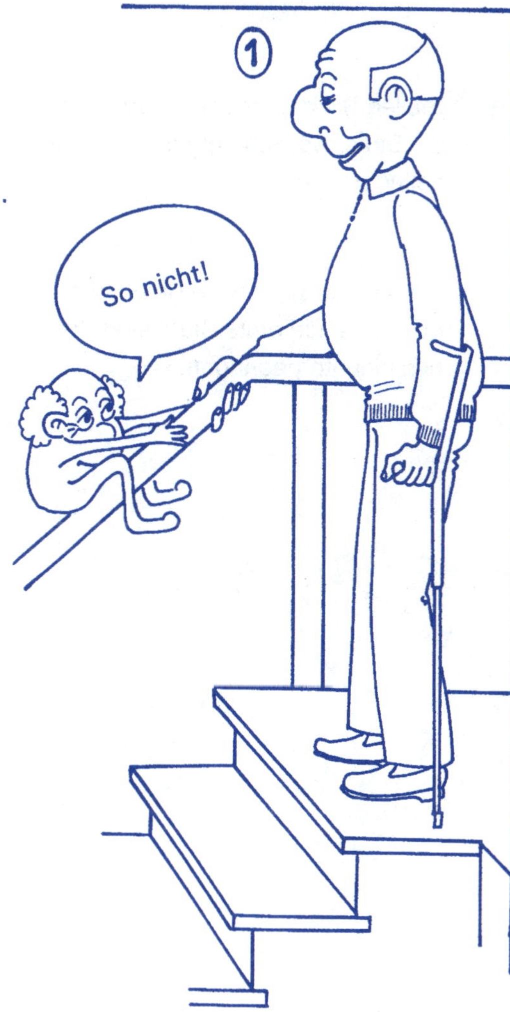

1. Fassen Sie mit der Hand an das Geländer.

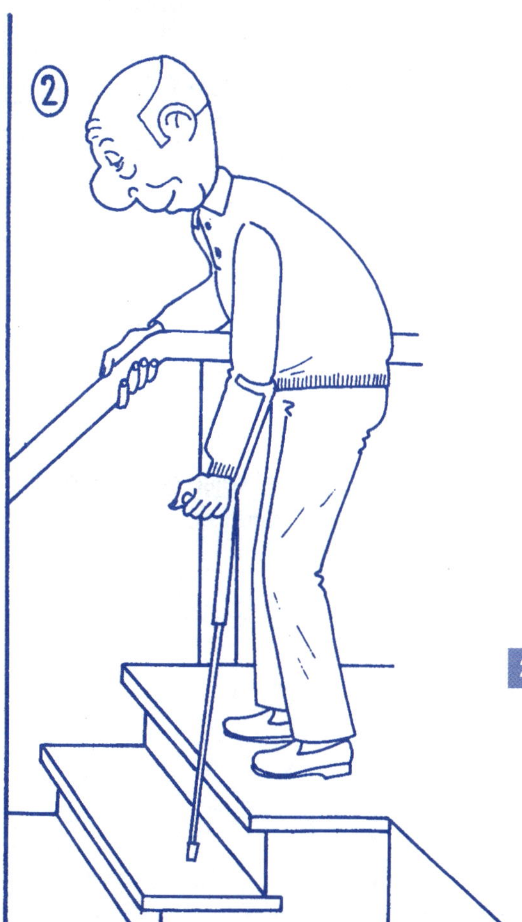

2. Stellen Sie Ihren Stock auf die niedrigere Stufe.

3. Stellen Sie das operierte Bein auf die Stufe, wo sich bereits der Stock befindet.

4. Stellen Sie das zweite Bein neben das erste, die erste Stufe sind Sie nun hinuntergegangen.

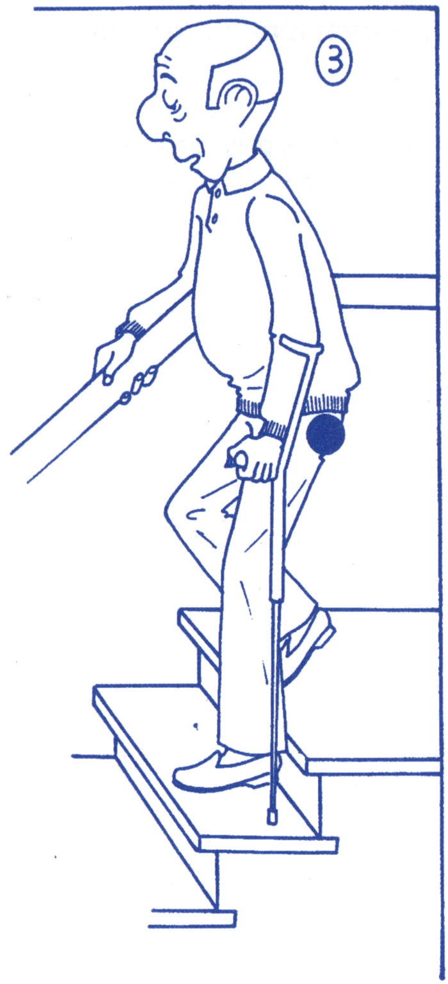

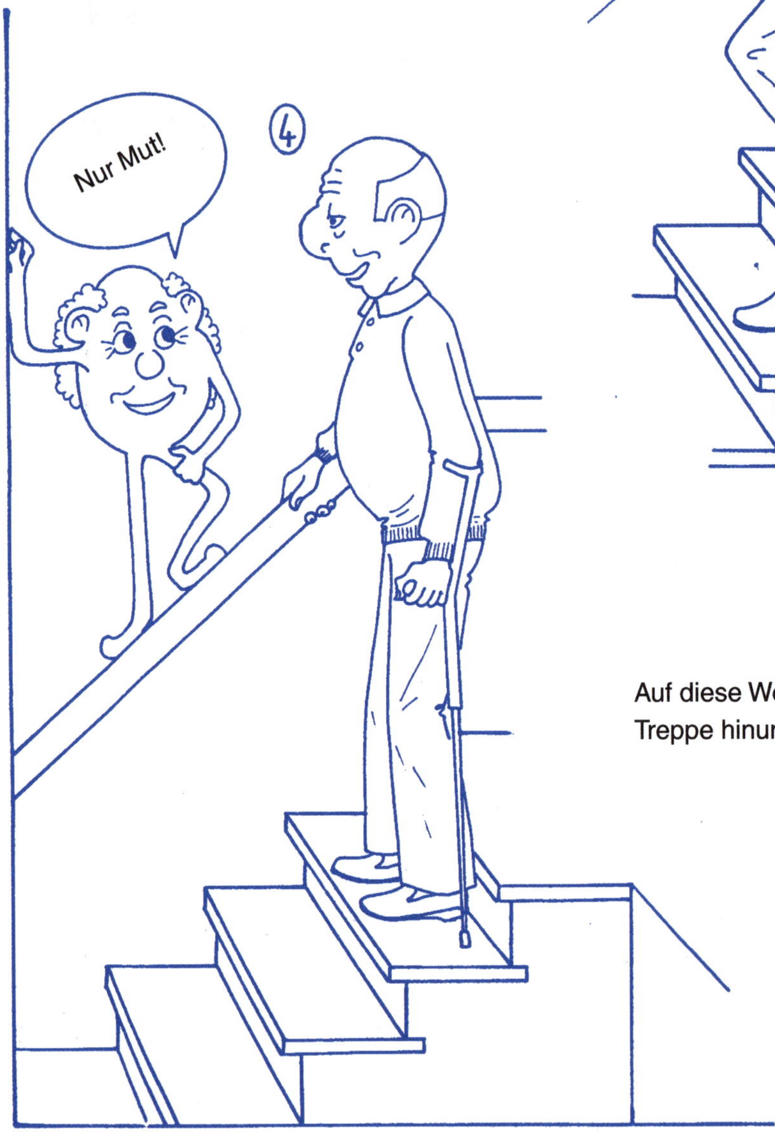

Auf diese Weise gehen Sie die Treppe hinunter.

Putzen: Bitte nicht übertreiben

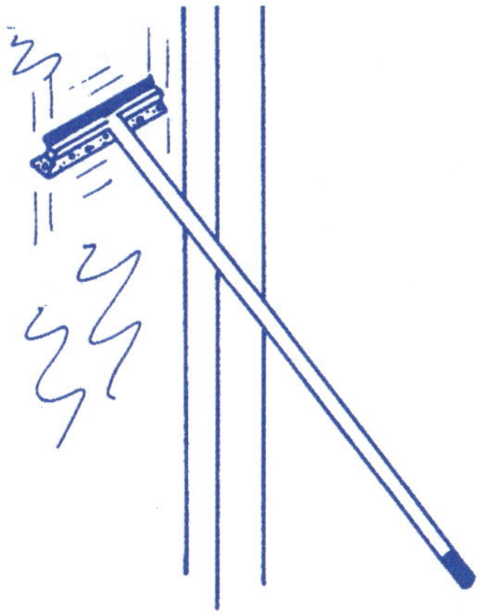

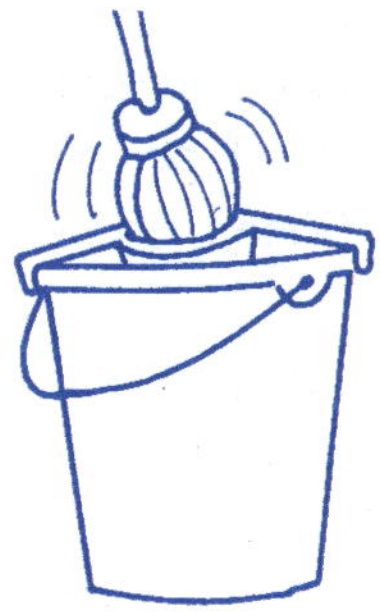

Benutzen Sie so oft wie möglich folgende Hilfsmittel:
Greifzangen, um heruntergefallene Gegenstände aufzuheben, Schaufel und Handfeger mit langem Stiel, Wischmopp mit Stiel, Schwamm mit langem Stiel für die Fenster.

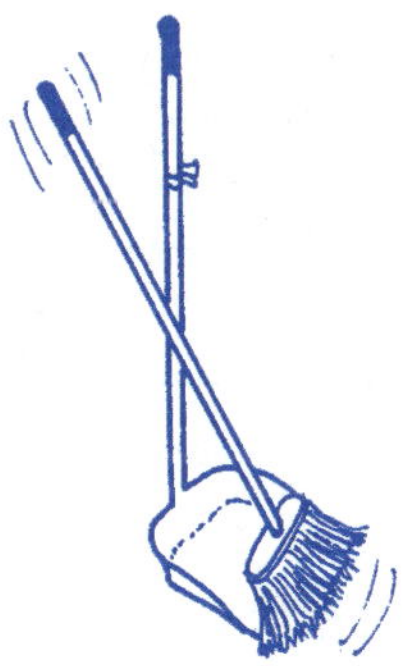

Es wird Ihnen leichterfallen, bestimmte Arbeiten auszuführen, wenn Sie in die Knie gehen.

Um wieder aufzustehen, halten Sie sich an einem Möbelstück fest. So sparen Sie Kraft.

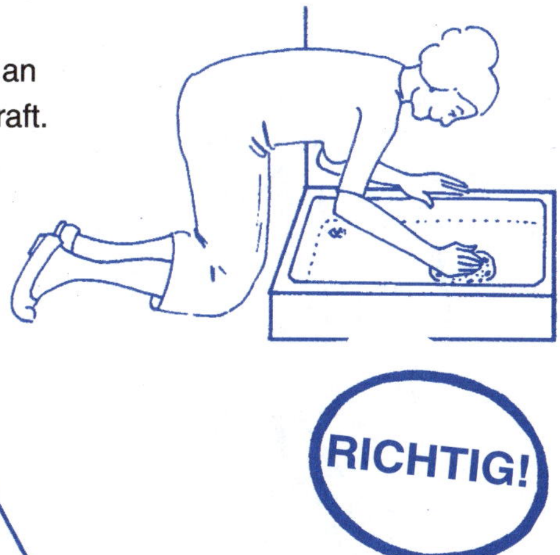

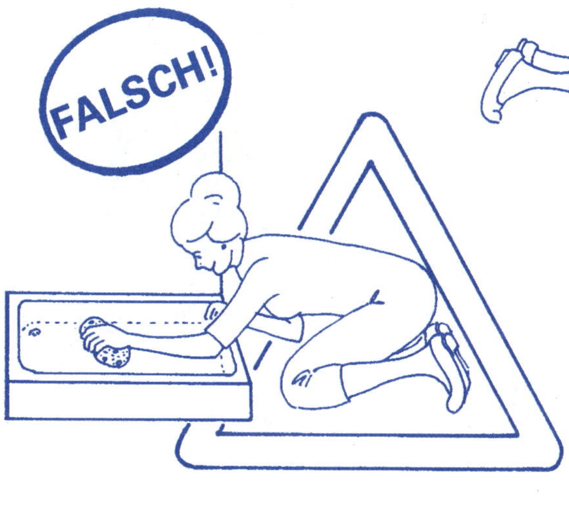

Nicht kauern!

Im Haushalt: Achtung Rutschgefahr!

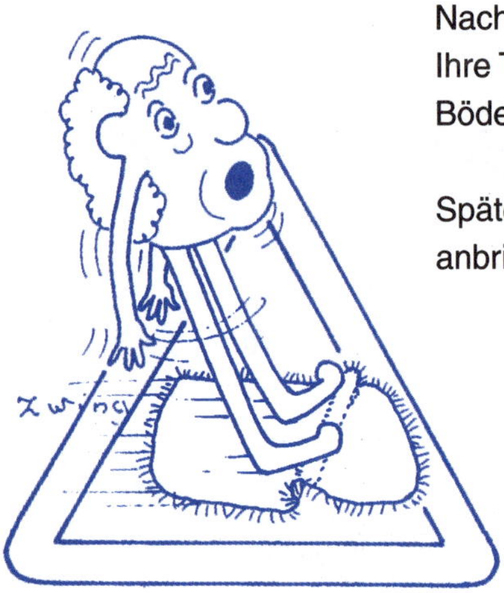

Nach der Entlassung aus dem Krankenhaus rollen Sie Ihre Teppiche zusammen und wachsen Sie nicht Ihre Böden: So können Sie die Rutschgefahr vermindern.

Später: Rutschfeste Klebefolien unter den Teppichen anbringen.

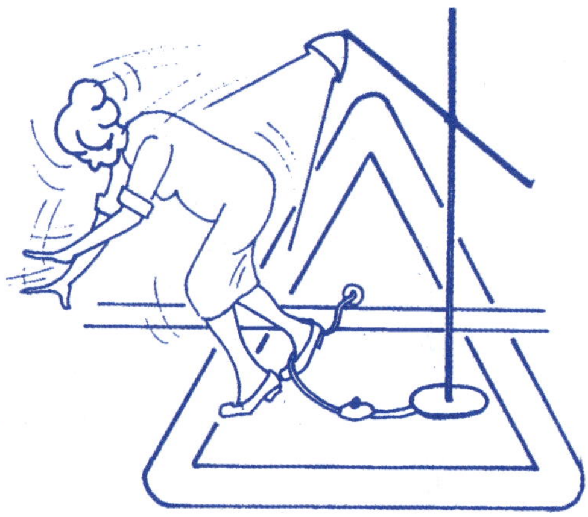

Denken Sie auch an baumelnde Kabel von Staubsauger, TV, Radio, Stehlampe etc.

Benutzen Sie keine Hocker, sondern eine stabile Stehleiter.

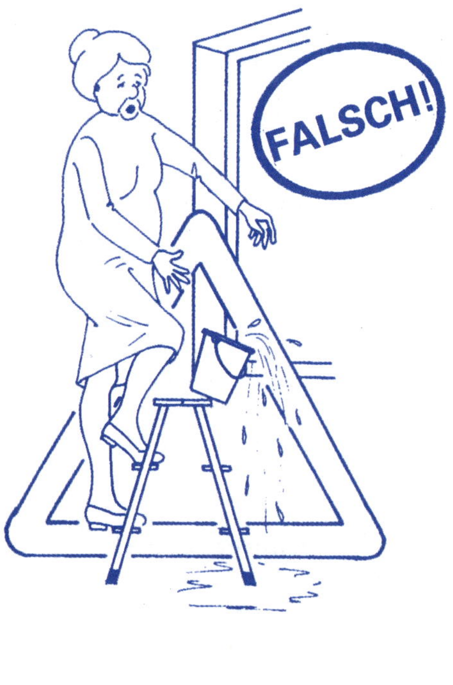

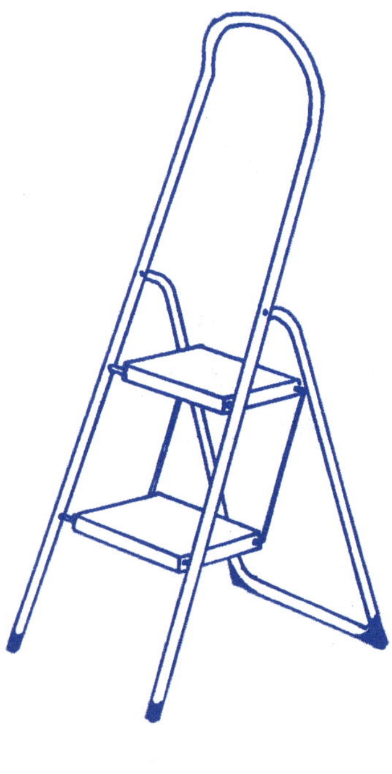

Haushalt: Nicht überanstrengen!

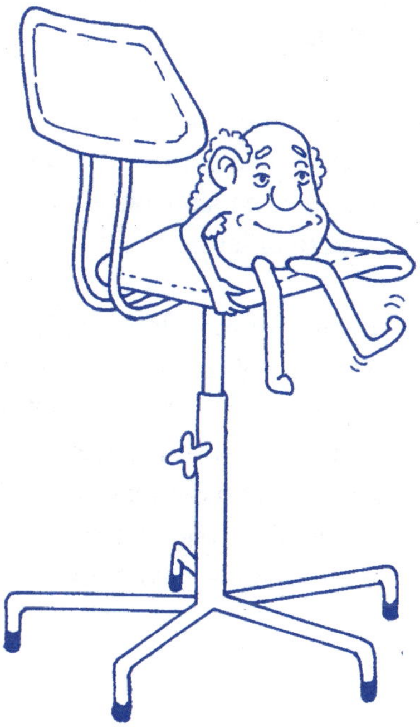

Arbeiten Sie sitzend auf einem **hohen und stabilen Stuhl** oder auf einem Stuhl mit Rollen, wenn Sie ein gutes Gleichgewicht haben.

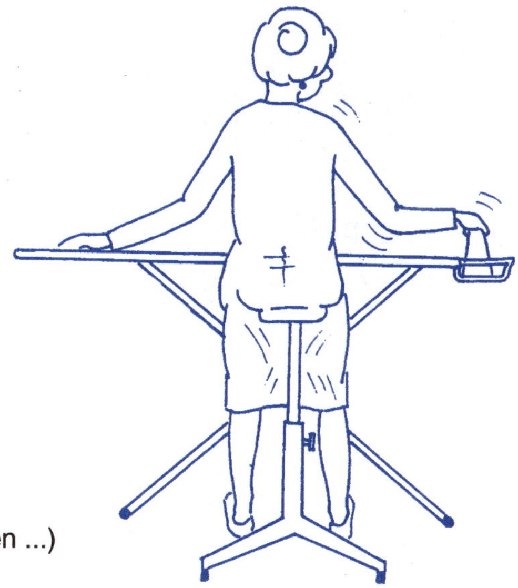

Wenn möglich, benutzen Sie bei jeder Beschäftigung (z.B. Geschirr abwaschen ...) einen **höhenverstellbaren Stuhl**.

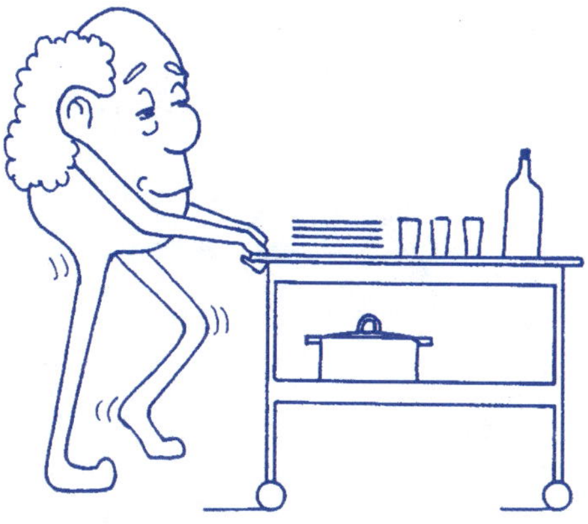

Um unnötige Wege zu vermeiden, benutzen Sie einen Servierwagen (ca. 80 cm hoch), um den Tisch zu decken und abzuräumen.

Gegenstände, die Sie selten brauchen, räumen Sie besser in die unteren Schränke.

Autofahren

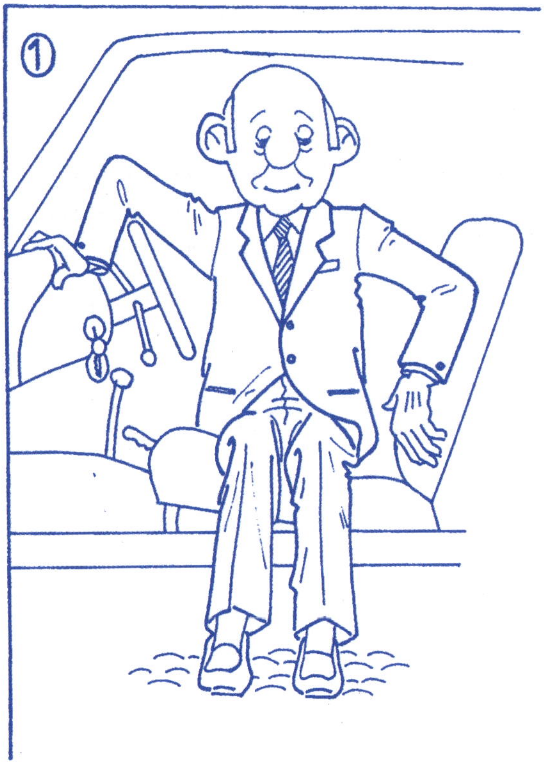

Einsteigen

1. Stellen Sie Ihren Autositz nach hinten und setzen Sie sich seitlich hin – die Beine sind draußen.

2. Legen Sie Ihre Hände aufs Armaturenbrett und an die Rückenlehne. Drehen Sie **Ihre Beine und Ihren Körper** ins Auto. Stellen Sie Ihren Autositz in die richtige Position, dann sind Sie abfahrbereit.

Aussteigen

Machen Sie es genau umgekehrt. Öffnen Sie die Türe und stellen Sie Ihren Autositz nach hinten. **Drehen Sie Körper und Beine** immer zusammen. Mit Hilfe Ihrer Hände stellen Sie sich hin.

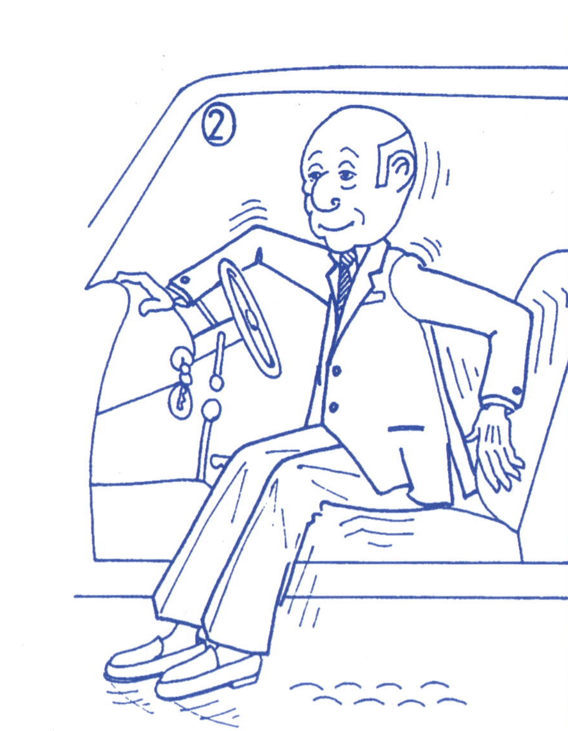

Hunde

Bei Ihrer Rückkehr wird es ein freudiges Wiedersehen mit Ihrem Hund geben. Sein stürmischer Empfang könnte Ihnen jedoch schaden.

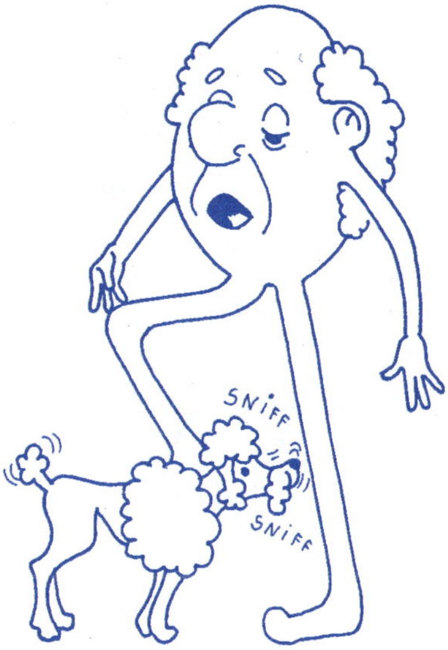

Vorsicht!

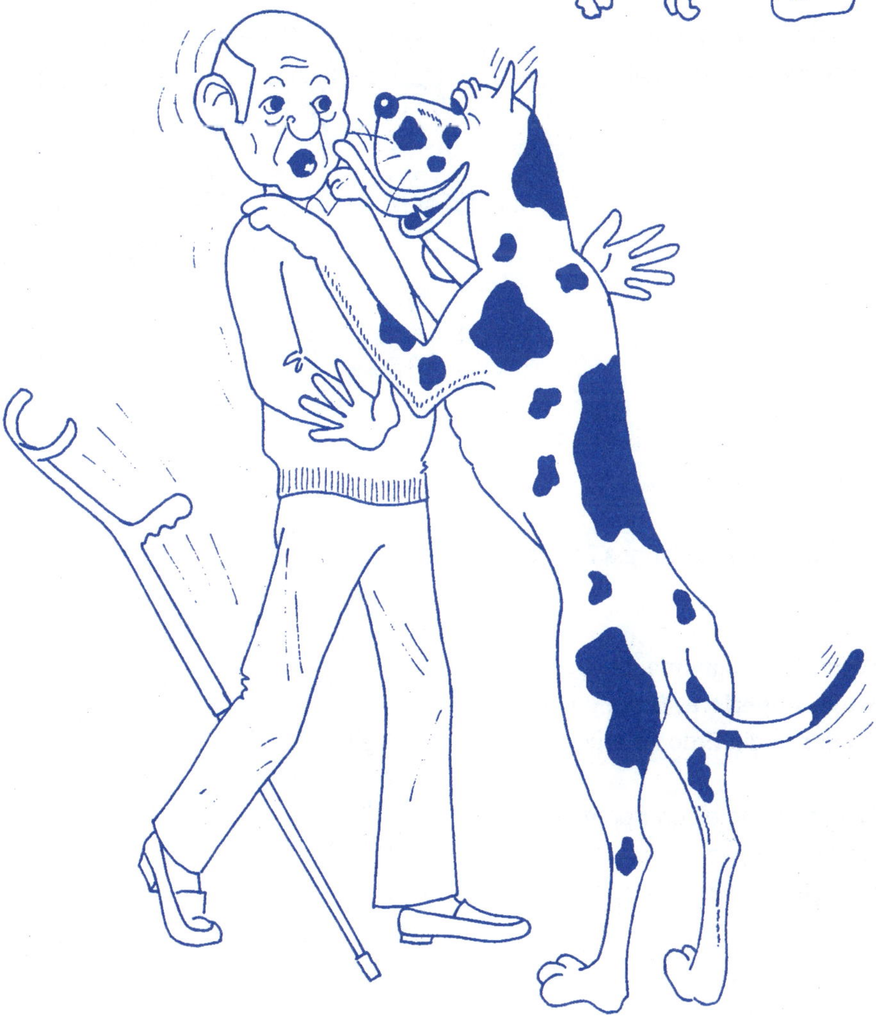

Im Garten

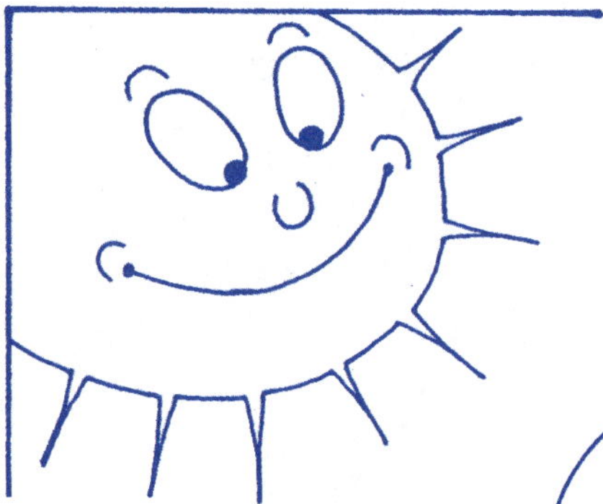

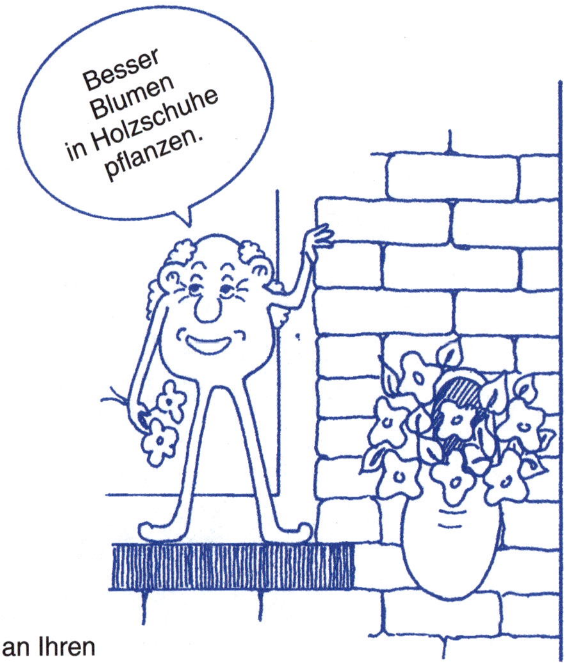

Tragen Sie keine Holzschuhe, schlecht sitzende oder rutschige Schuhe.

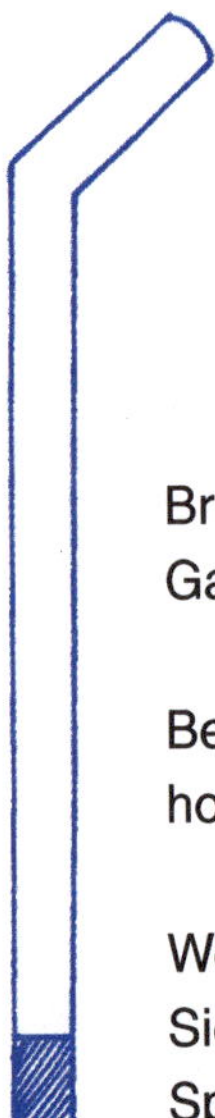

Bringen Sie lange Stiele an Ihren Gartenwerkzeugen an.

Benutzen Sie ein langes Pflanzholz.

Wenn Sie umgraben, benutzen Sie das **operierte Bein**, um den Spaten in die Erde zu drücken.

Benutzen Sie einen Spaten mit Spannfeder, so brauchen Sie weniger Kraft zum Umgraben.

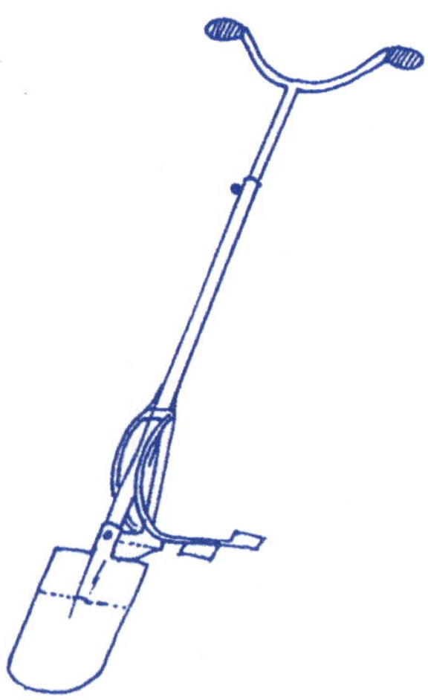

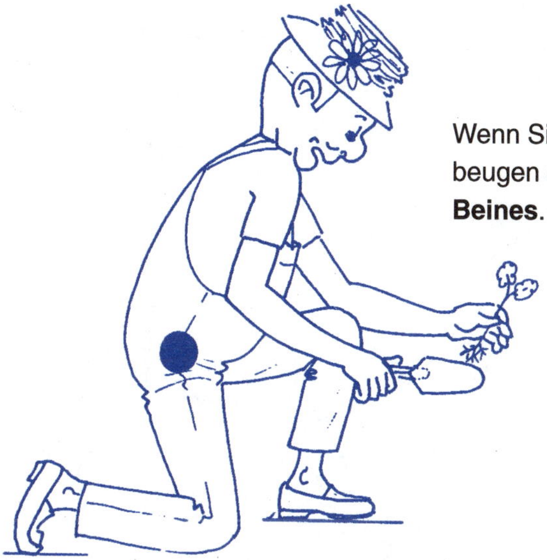

Wenn Sie auf dem Boden arbeiten, beugen Sie das Knie des **operierten Beines**.

Machen Sie alle Bewegungen **nach vorne**. Damit Sie sich nicht umdrehen müssen, legen Sie alles Notwendige für die Arbeit vor sich.

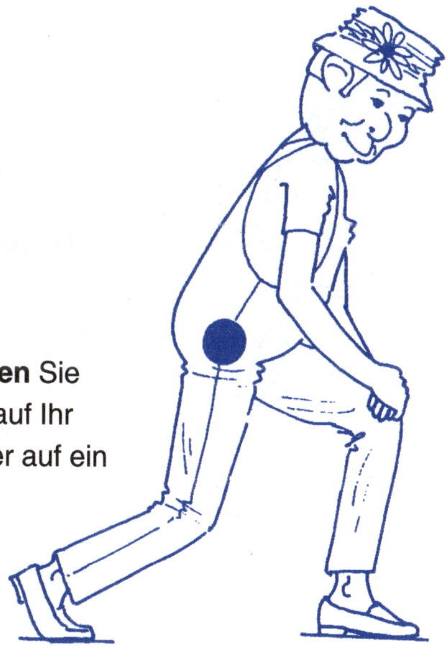

Um aufzustehen, **stützen** Sie sich mit Ihren Händen auf Ihr Knie, am Boden ab oder auf ein Werkzeug.

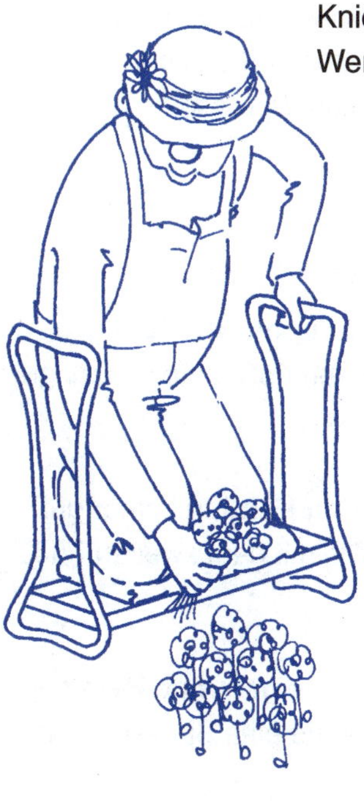

Sie können sich auch eine „Kniebank" besorgen, mit der Sie bequem arbeiten und leicht aufstehen können (2 Griffe). Wenn man die Kniebank umdreht, dient sie als Sitz.

Achtung:

Keine übertriebene Beugung der Hüfte (siehe Seite 41)

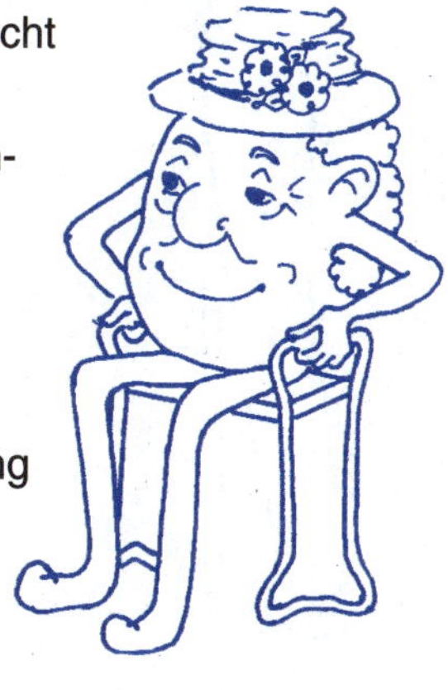

Auf der Leiter

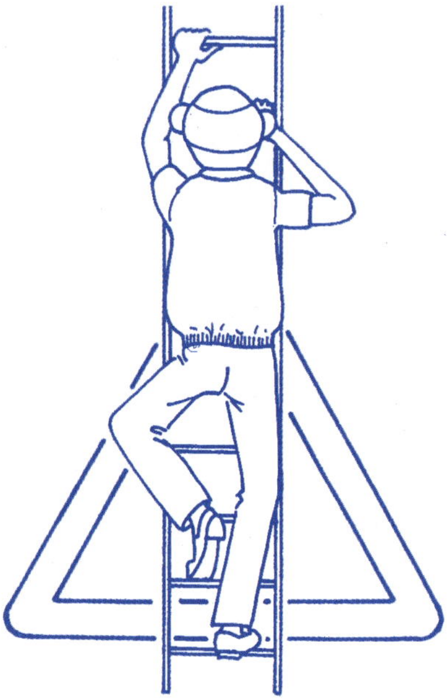

Steigen Sie die Leiter nicht gerade hoch, sondern drehen Sie Ihren Körper leicht zur **operierten Seite** (Beine und Rumpf immer gleichzeitig).

Wie beim Treppensteigen:
eine Sprosse nach der anderen!

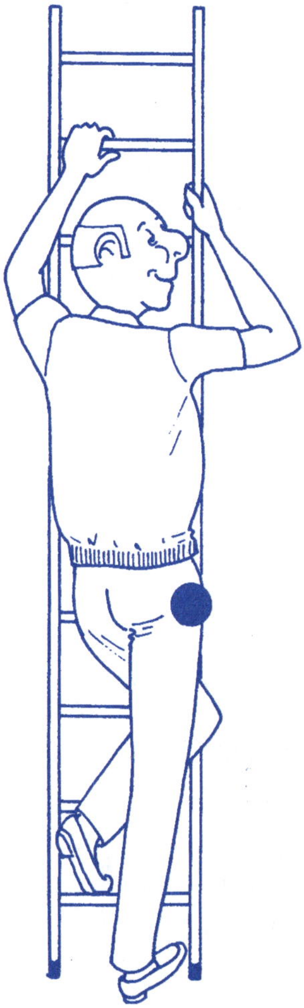

Hinaufsteigen

1. Legen Sie Ihre Hände hoch genug auf die Leiter.
2. Halten Sie die Sprosse fest und setzen Sie den Fuß der **nicht operierten Seite** auf die erste Sprosse. Nun stellen Sie auch das operierte Bein auf diese Sprosse.

Hinuntersteigen

1. Beugen Sie das **nicht operierte Bein** und setzen Sie den anderen Fuß auf die niedrigere Sprosse.

2. Indem Sie sich **mit den Händen** immer gut festhalten, steigen Sie mit dem zweiten Fuß hinunter.

3. Durch Abstützen auf das **gesunde Bein** gehen nun auch die Hände eine Sposse hinunter.

Sport: Mit Vorsicht und ohne Überanstrengung

Fahrradfahren

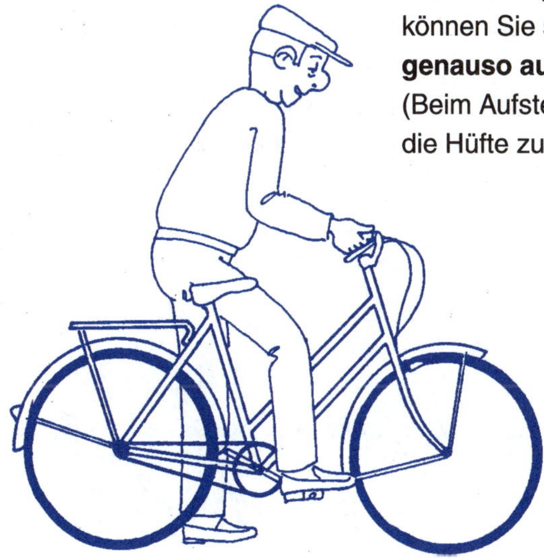

Für Frauen gibt es hier keine Probleme. Als Mann können Sie sich ein Damenfahrrad ausleihen und **genauso aufsteigen, wie eine Frau dies täte**. (Beim Aufsteigen auf ein Herrenfahrrad müssten Sie die Hüfte zu sehr strecken.)

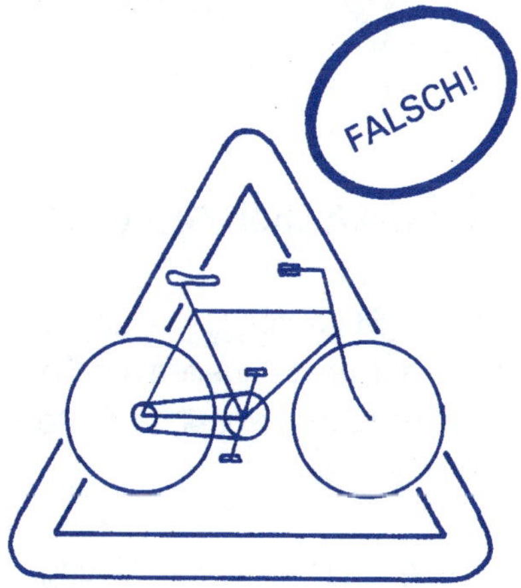

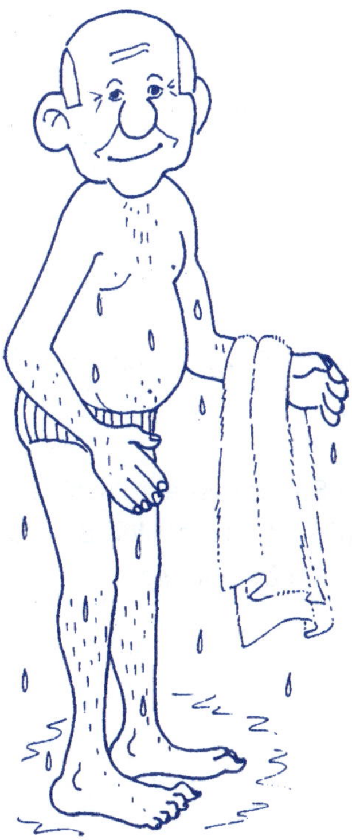

Schwimmen

Diesen Sport können Sie **ruhig ausüben**. Beim Brustschwimmen extreme Bewegungen vermeiden – am besten Rückenschwimmen.

Keine Sportarten ausüben, die das Gelenk durch ruckartige Stöße belasten (z.B. Tennis, Alpin-Ski).

Ski-Langlauf jedoch kann ausgeübt werden.

Ausgehen

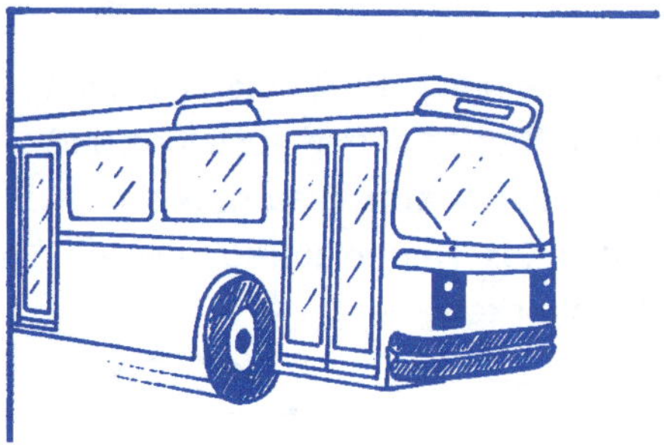

Vorsicht in öffentlichen Verkehrsmitteln bei der Abfahrt, in Kurven und beim Anhalten.

Beim Ein- und Aussteigen beachten Sie das Gleiche wie beim Treppensteigen (siehe Seite 37).

Achtung bei hohen Stufen!

Das Gleiche gilt für den Gehsteigrand. Achten Sie auf Unebenheiten am Boden. Wenn es regnet, können Pflastersteine glitschig sein.

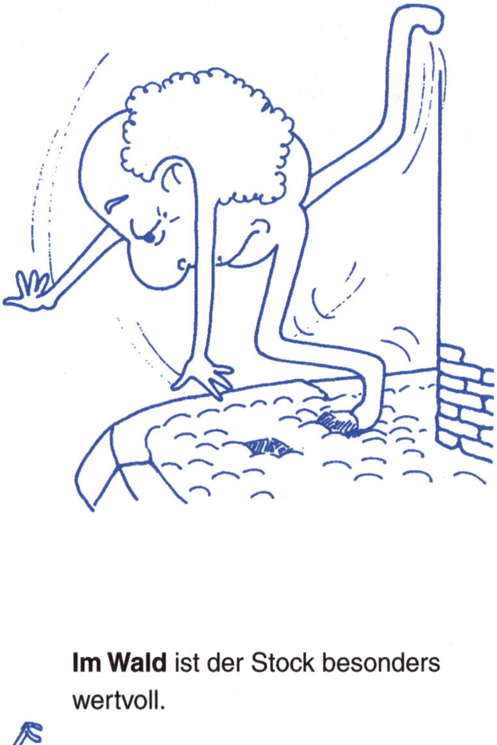

Ein Spaziergang ist eine gute Übung.

Tragen Sie feste Schuhe.
Überlegen Sie sich vorher, ob die Länge des Spazierganges Ihrer körperlichen Verfassung angemessen ist. Steigern Sie die Strecke des Spazierganges nach und nach.

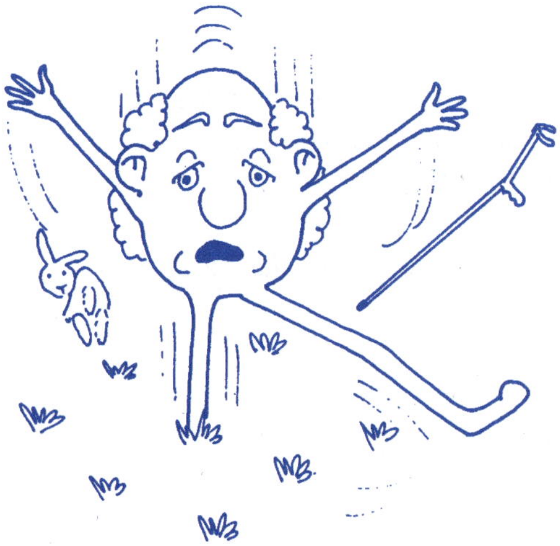

Im Wald ist der Stock besonders wertvoll.

Vermeiden Sie unebene, rutschige oder sumpfige Wege, achten Sie auf abgebrochene Zweige etc.

Schlafengehen

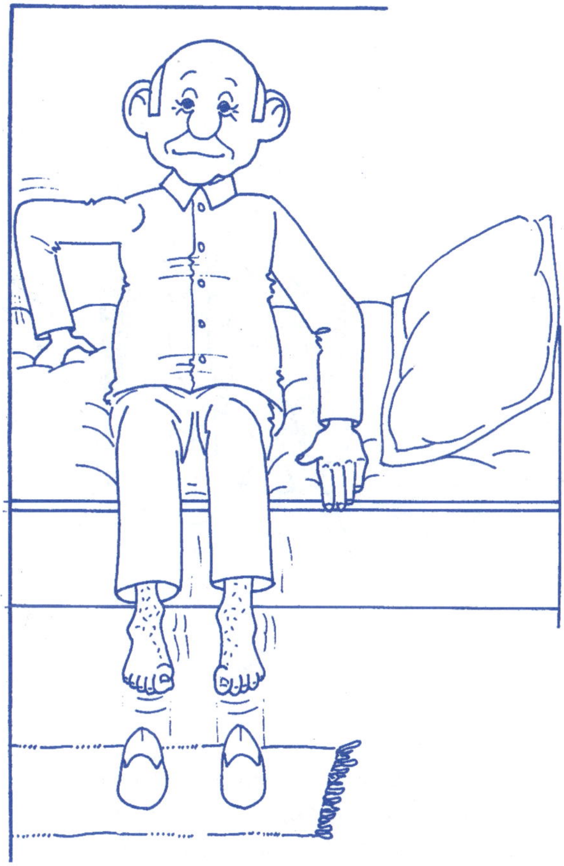

Beim Hinlegen machen Sie genau das Umgekehrte wie beim Aufstehen.

Auf dem Bett sitzend, eine Hand am Bettrand, die andere in der Mitte des Bettes gestützt, heben und beugen Sie die Beine leicht an.

Drehen Sie Ihr Becken und die Beine gleichzeitig auf das Bett, überkreuzen Sie nicht die Beine bei gebeugten Knien. Am besten aber heben Sie sie **nebeneinander** ins Bett.

Tipp:
Mit einer Plastiktüte unter dem Gesäß rutscht man besser.

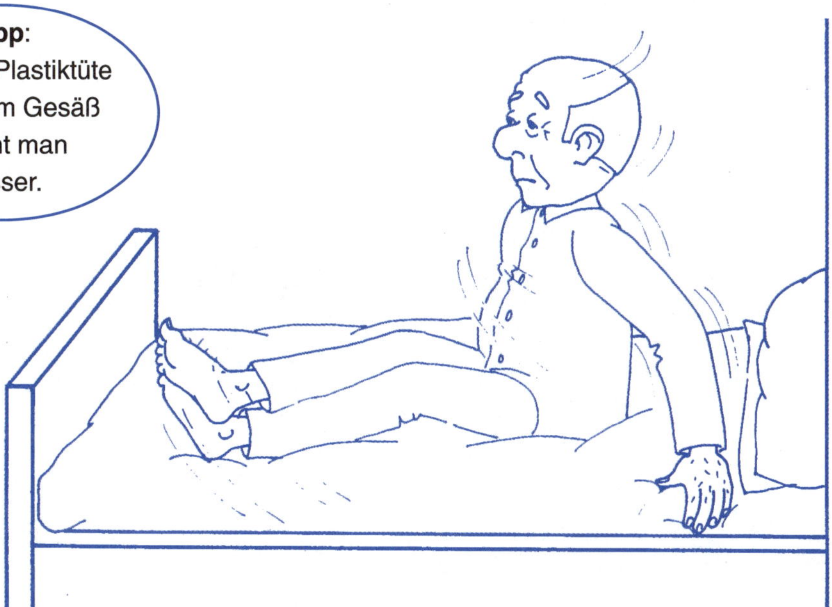

Sexualität

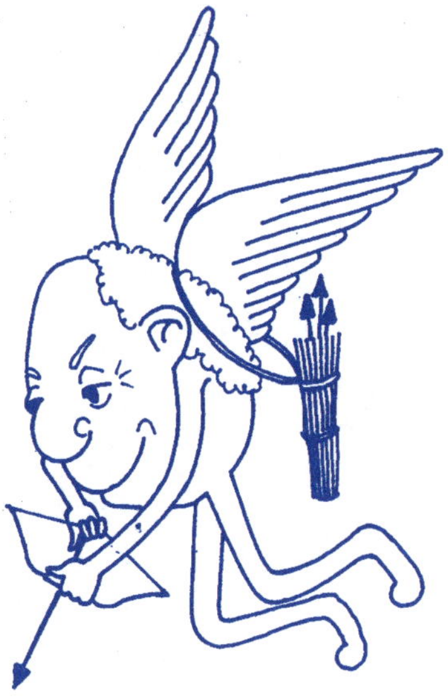

Auf diesem Gebiet ist alles erlaubt, wenn Sie sich an die Ratschläge der vorigen Seiten halten. Vermeiden Sie extreme Bewegungen der Hüfte und probieren Sie gegebenenfalls neue Positionen aus.

Wenn noch Fragen offen sind, werden Ihnen Ihr Arzt, Physiotherapeut oder Ergotherapeut diese gerne beantworten.

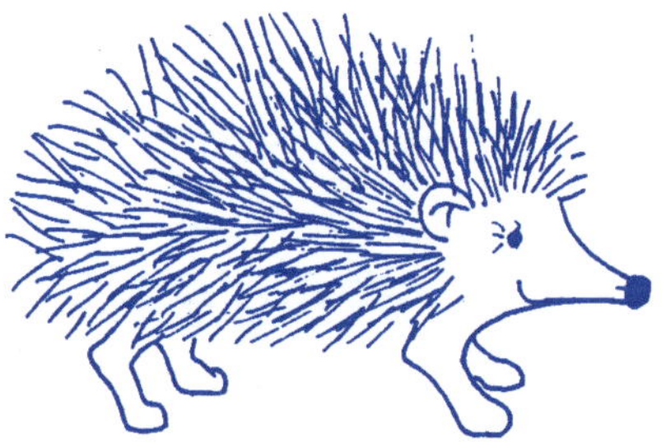

Auch andere haben kleine Probleme in dieser Beziehung. Denken Sie an den Igel: Er praktiziert es mit Vorsicht ...

Schlafen

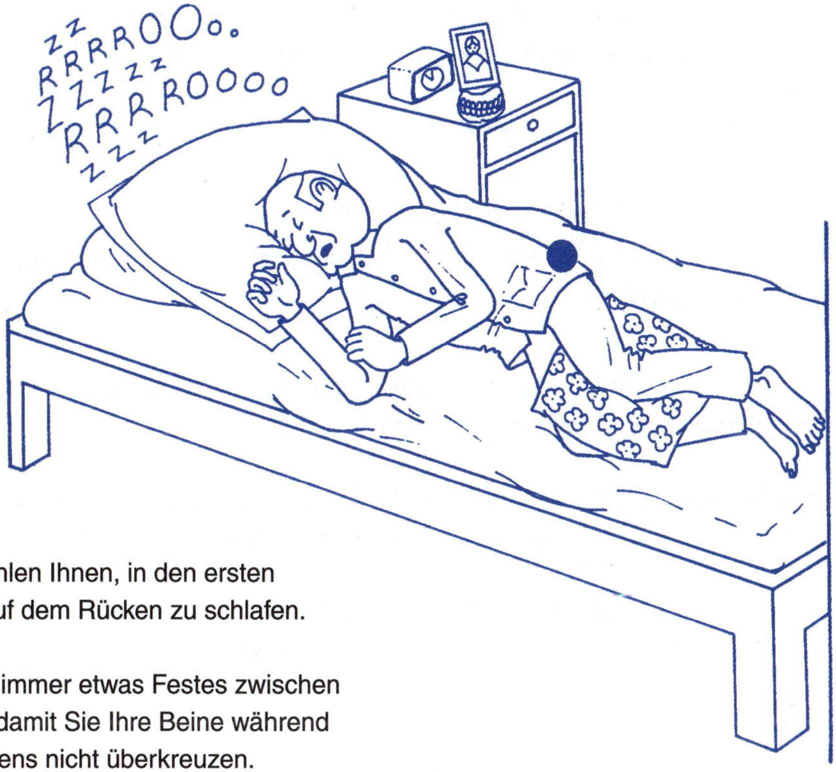

Wir empfehlen Ihnen, in den ersten Wochen auf dem Rücken zu schlafen.

Legen Sie immer etwas Festes zwischen Ihre Knie, damit Sie Ihre Beine während des Schlafens nicht überkreuzen.

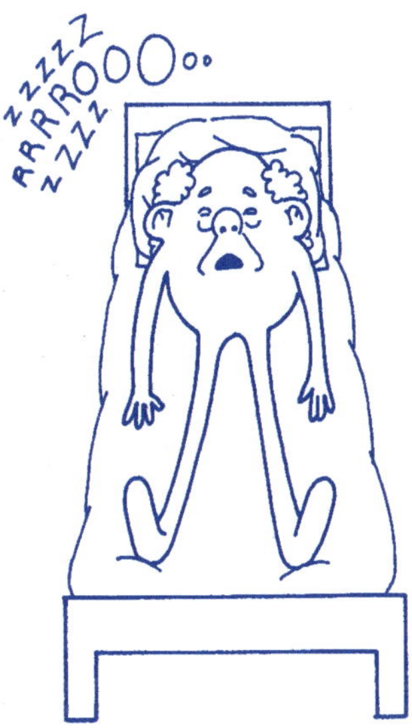

Eine feste Unterlage ist unbedingt erforderlich; wechseln Sie Ihre weiche Matratze gegen eine festere aus. Wenn Sie Gelegenheit zur Erneuerung Ihres Bettes haben, dann wählen Sie eine gute Matratze und einen Lattenrost darunter.

Personen mit zwei künstlichen Hüftgelenken

Sobald es Ihnen wieder möglich ist, denken Sie daran, das Becken und die Beine gleichzeitig und in einer Bewegung zu drehen (siehe Seite 29, 44 und 51).

Berücksichtigen Sie, dass grundsätzlich

- Ihr „besseres“ Bein das kräftigere Bein ist
- bei einer zweiten Operation Ihr kräftigeres Bein das sein wird, das zuerst operiert wurde

Bitten Sie Ihren Ergotherapeuten, Physiotherapeuten oder Chirurgen, durch eine Untersuchung Ihr „besseres“ Bein zu bestimmen.

Falls nicht vom Arzt erlaubt, vermeiden Sie Bewegungen, die eine starke Beugung, Innenrotation und Außenrotation oder Adduktion erfordern (siehe Seite 13, 14).

Eine gute Muskulatur hilft Ihnen, das künstliche Hüftgelenk in seiner Position zu halten und ermöglicht somit ein größeres Bewegungsausmaß.

Haben Sie keine Bedenken, Ihren Chirurgen oder Therapeuten um Rat zu fragen.

Kapitel 5 Medizinische Ratschläge

Regelmäßige ärztliche Kontrollen sowie Röntgenuntersuchungen der Prothese sind notwendig.

Infektionen müssen **sofort** und systematisch behandelt werden (Zähne, Harnwegsinfektionen, Unterleibsentzündungen, Angina etc.), damit keine Infektion an der Prothese entsteht.

Intramuskuläre Spritzen auf der operierten Seite vermeiden.

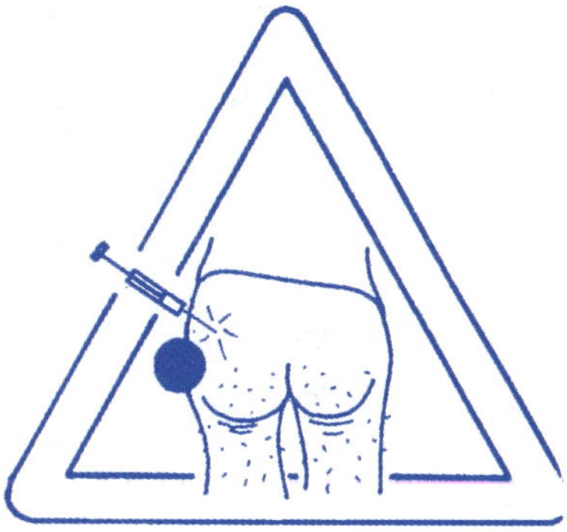

Keine Massagen an der operierten Seite ohne ärztliche Anordnung.

Keine Gymnastik ohne ärztliche Anordnung.

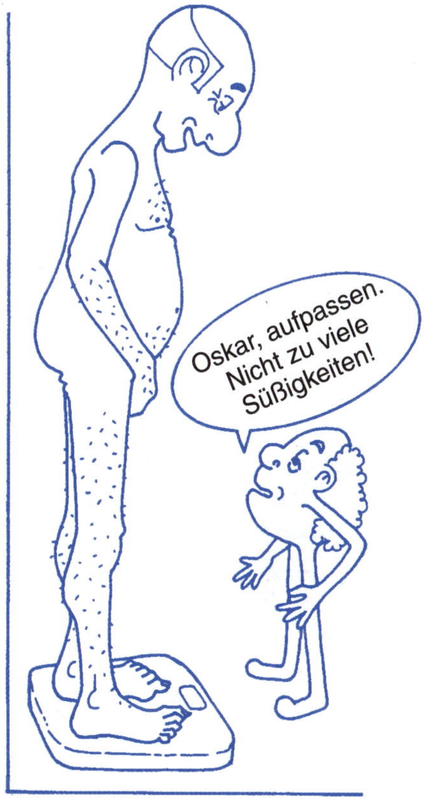

Nur auf **ärztlichen Rat** Schuheinlagen tragen, wenn ein Bein kürzer sein sollte. Oder lassen Sie sich den Schuhabsatz erhöhen.

Beachten Sie Ihr **Gewicht** und was Sie **essen**. Wenn Sie etwas übergewichtig sind, nehmen Sie einige Kilo ab.

Denken Sie daran:
Wenn Sie auf **einem** Bein stehen, z.B. beim Gehen, trägt das Hüftgelenk das **ganze** Gewicht Ihres Körpers.

5

Ausblick

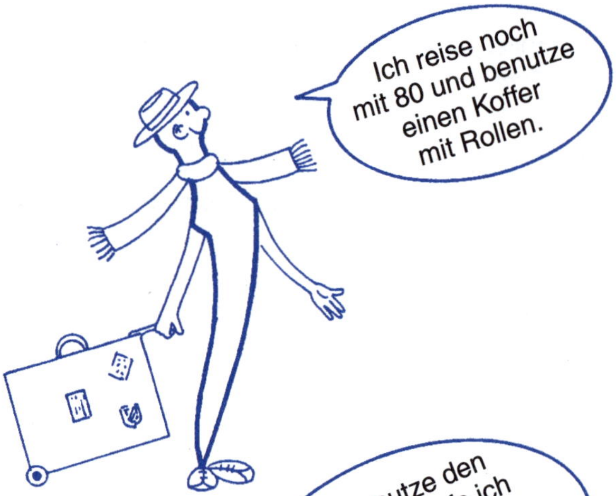
Ich reise noch mit 80 und benutze einen Koffer mit Rollen.

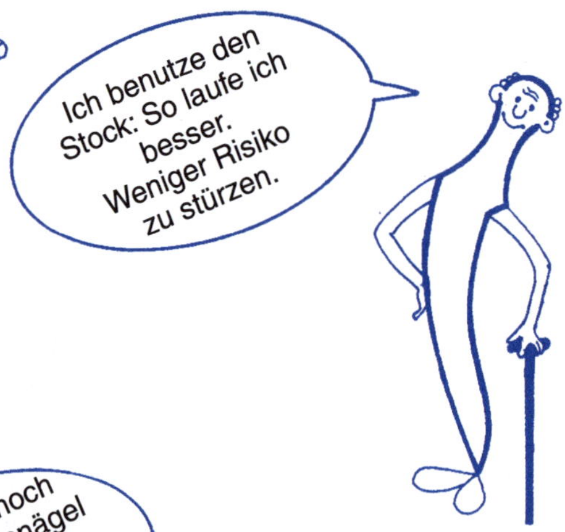
Ich benutze den Stock: So laufe ich besser. Weniger Risiko zu stürzen.

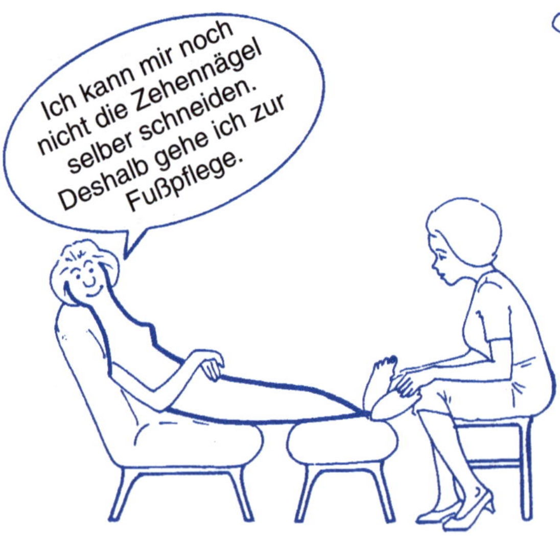
Ich kann mir noch nicht die Zehennägel selber schneiden. Deshalb gehe ich zur Fußpflege.

5

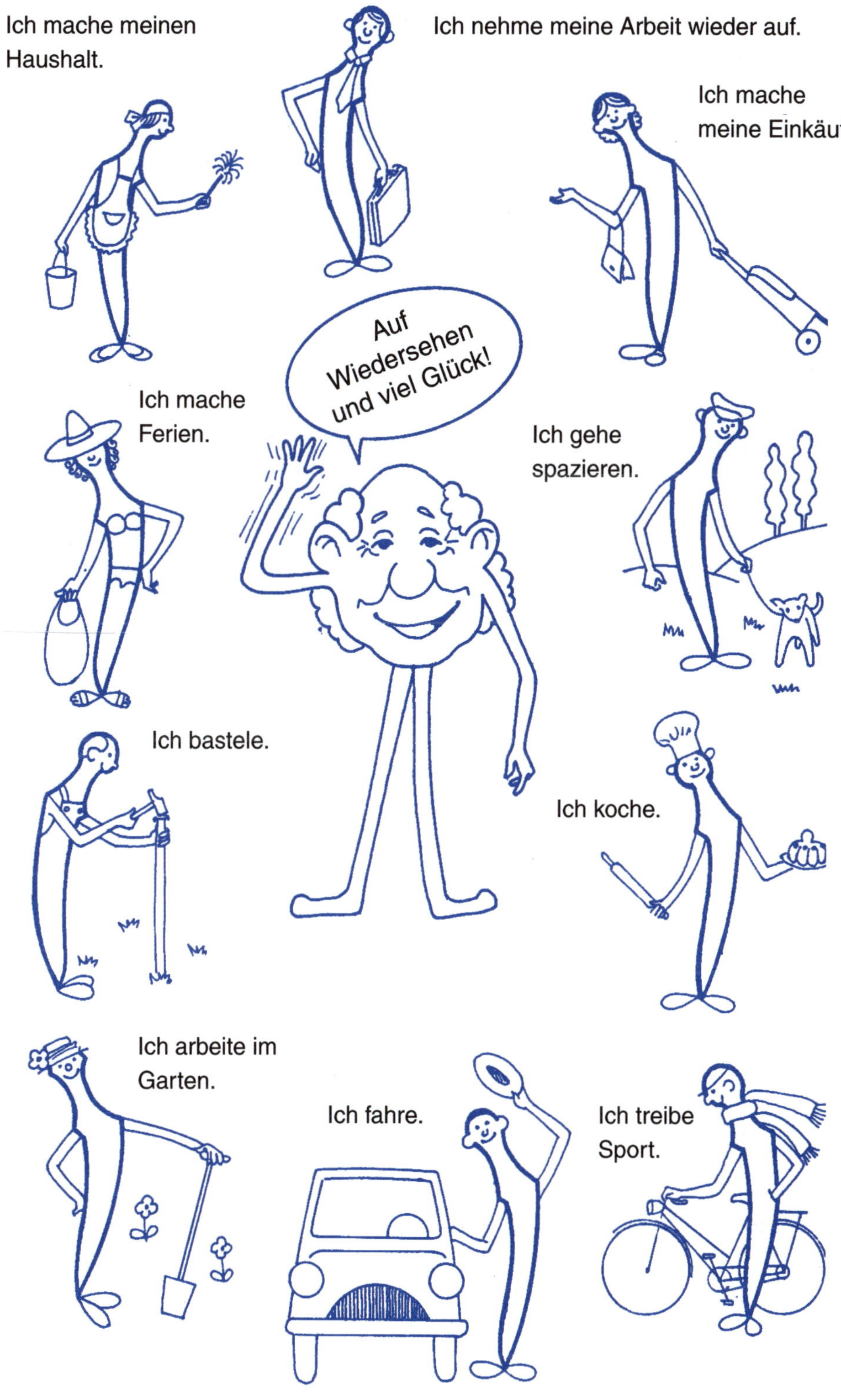
Ich mache meinen Haushalt.
Ich nehme meine Arbeit wieder auf.
Ich mache meine Einkäufe.
Auf Wiedersehen und viel Glück!
Ich mache Ferien.
Ich gehe spazieren.
Ich bastele.
Ich koche.
Ich arbeite im Garten.
Ich fahre.
Ich treibe Sport.

Testbogen zur Prüfung der Selbstständigkeit

(Bei jeder erreichten Aktivität das Datum daneben notieren)

1. Toilette, Anziehen, Ausziehen

			Datum
■ Waschen	– Knöchel		
	– Ferse		
	– Zehen		
■ Anziehen	– Unterhose	– mit Hilfsmittel – ohne Hilfsmittel	
	– Hose	– mit Hilfsmittel – ohne Hilfsmittel	
	– Strümpfe	– mit Hilfsmittel – ohne Hilfsmittel	
	– Strumpfhosen	– mit Hilfsmittel – ohne Hilfsmittel	
	– Schuhe	– mit Hilfsmittel – ohne Hilfsmittel	
■ Schnürsenkel binden			
■ Zehennägel schneiden			
■ Auf der Toilette sitzen	– mit Sitzerhöhung	– mit Hilfe – mit Haltegriff – ohne jede Hilfe	
	– normale Sitzhöhe	– mit Hilfe – mit Haltegriff – ohne jede Hilfe	
■ Baden		– Ein- und Aussteigen aus der Badewanne – mit Badewannensitz – ohne Badewannensitz	

2. Fortbewegung

			Datum
■ Drinnen	– mit Gehwagen/-gestell – mit 2 Stöcken – mit 1 Stock – ohne Stock		
	– Treppen hinaufgehen	– mit Stock und Geländer – mit Geländer und ohne Stock – mit Stock und ohne Geländer – ohne Hilfe	
	– Treppen hinuntergehen	– mit Stock und Geländer – mit Geländer und ohne Stock – mit Stock und ohne Geländer – ohne Hilfe	
■ Draußen	– Gehen mit Stock auf ebenem Boden	500 m 1 km	
	– Gehen mit Stock auf unebenem Boden	500 m 1 km	
	– Gehen ohne Stock auf ebenem Boden	500 m 1 km	
	– Gehen ohne Stock auf unebenem Boden	500 m 1km	
	– ins Auto steigen		
	– Auto fahren		
	– Straßenbahn fahren		
	– Bus fahren		

Hilfsmittel

Hier finden Sie technische Hilfsmittel aufgeführt, die für Sie nützlich sein könnten.

Mit Hilfe Ihrer Therapeuten oder des Sozialdienstes können Sie entscheiden, welche Hilfsmittel (auch unter Berücksichtigung Ihrer Wohnsituation) für Sie notwendig sein könnten. Die Hilfsmittel können je nach Situation zeitweise ausgeliehen oder gekauft werden.

Während Ihres Krankenhausaufenthaltes können Sie vorsichtshalber schon dafür sorgen, dass Sie nach Ihrer Rückkehr die notwendigen Hilfsmittel zu Hause vorfinden (leihweise).

Zum Beispiel, wenn Ihr WC sich im unteren Stockwerk befindet, wäre es ratsam, sich einen Nachtstuhl auszuleihen, um in der Nacht wegen Müdigkeit beim Treppensteigen Unfälle zu vermeiden.

Hilfsmittel
Badewannenbrett/-sitz
Bürste mit langem Stiel
Einkaufswagen
Elastische Schnürsenkel
Erhöhung für Stuhl, Bett oder Sessel
Gehwagen
Greifzange
Haltegriffe
Kniebank für den Garten
Klappsitz
Nachtstuhl
Rutschfeste Unterlage
Servierwagen
Schaufel mit langem Stiel

Hilfsmittel
Schwamm mit langem Stiel
Schwammreiniger mit langem Stiel für Fenster
Schuhlöffel (lang)
Slipanzieher
Spaten mit Sprungfeder
Stiefelknecht
Strumpfanzieher
Strumpfhosenanzieher
Toilettensitzerhöhung
Unterarmgehstöcke
Verlängerungskabel mit Mehrfachstecker
Wischmopp

Wichtige Adressen in Deutschland

Falls Sie noch zusätzliche Fragen haben, wenden Sie sich bitte an:

- **die Ergotherapie-Abteilung des Krankenhauses.** Diese kann Ihnen die Hilfsmittel dort ausleihen, damit Sie sie ausprobieren können.
  Außerdem werden Ihnen die Ergotherapeuten Lieferfirmen oder Geschäfte nennen, die Hilfsmittel führen.

- **den Deutschen Verband der Ergotherapeuten e.V.**
  Postfach 2208 – 76303 Karlsbad-Ittersbach
  Telefon: 0 72 48 / 91 81-0
  www.dve.info

  Der Verband gibt Ihnen gerne Auskunft, ob in der Nähe Ihres Wohnortes eine ergotherapeutische Praxis angesiedelt ist.

Um Hilfsmittel auszuleihen (Stöcke, Nachtstühle etc.) wenden Sie sich bitte an das Deutsche Rote Kreuz oder Ihre Krankenkasse. Viele Krankenkassen stehen mit Sanitätshäusern in Verbindung oder haben selbst ein Hilfsmittellager.

Das Deutsche Rote Kreuz bietet einen Hilfsmitteldienst an. Diesen gibt es in 19 Landesverbänden.

- **DRK Deutsches Rotes Kreuz e.V.**
  Generalsekretariat
  Carstennstraße 58 – 12205 Berlin
  Telefon: 030 / 85 40 4-0
  www.drk.de

Falls Sie Hilfsmittel kaufen wollen, setzen Sie sich mit Ihrem Sanitätshaus in Verbindung.

Auch die Deutsche Rheuma-Liga steht Ihnen bei Bedarf mit Rat und Tat zur Seite.

- **Deutsche Rheuma-Liga Bundesverband e.V.**
  Maximilianstraße 14 – 53111 Bonn
  Telefon: 02 28 / 76 60 60
  www.rheuma-liga.de

Zusätzliche Informationen

Ihr Arzt:

Ihr Therapeut:

Persönliche Ratschläge:

Fachpublikationen
Arbeitsmaterialien
Fachzeitschriften

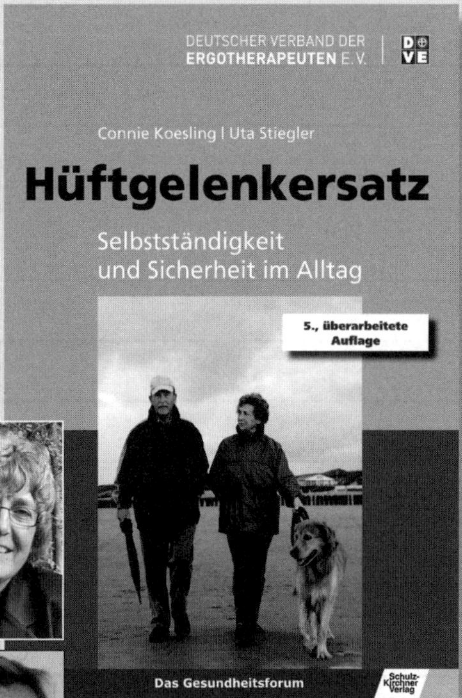

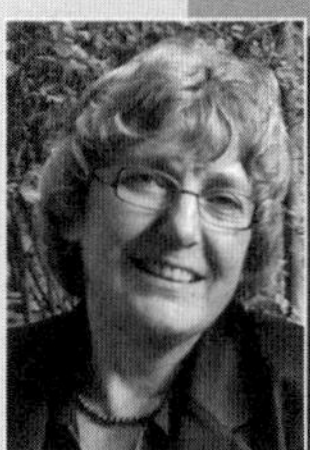

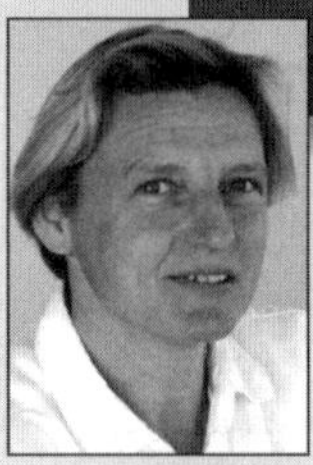

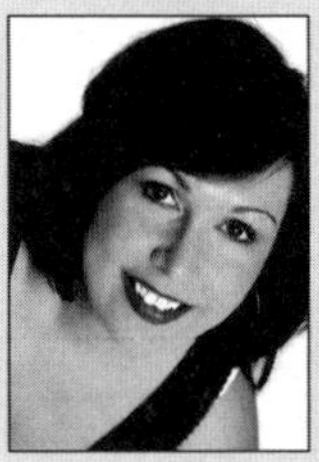

Connie Koesling
Ergotherapeutin seit fast 40 Jahren, überwiegend in leitender Stellung

Uta Stiegler
Dr. med., niedergelassene Orthopädin und Unfallchirurgin, Rheumatologin und Sportmedizinerin in Berlin

Doreen Krümmling
Ergotherapeutin seit 1998, langjährige Erfahrungen in der orthopädisch-traumatologischen Rehabilitation in Leitungsfunktion, Diplom-Medizinpädagogin

Hüftgelenkersatz

Selbstständigkeit und Sicherheit im Alltag

Je älter die Menschen werden, desto häufiger kommen Hüftgelenkschäden vor, die durch ganz normale Abnutzung, Erkrankungen wie z.B. Rheuma oder auch durch Knochenbrüche verursacht werden. Aber heutzutage kann den Betroffenen durch die Medizin, speziell die Orthopädie und Chirurgie, geholfen werden. Eine Orthopädin und eine Ergotherapeutin haben in diesem Buch viele Informationen zum künstlichen Gelenk selbst, zur Operation, zu alternativen Behandlungsmöglichkeiten und auch einen Überblick zur Nachbehandlung für Sie zusammengestellt.
Im zweiten – praxisbezogeneren – Teil werden dann ausführliche Verhaltensregeln zum Schutz der neuen Hüfte vorgestellt, wertvolle Tipps zur Durchführung alltäglicher Verrichtungen wie z.B. Waschen, Anziehen, Sitzen und Aufstehen, Bücken, Treppen steigen, Auto fahren etc. gegeben und eine Menge weiterer Tricks, Tipps und Hilfsmittel genannt, die zu einer größeren Selbstständigkeit im Alltag führen.
Das Buch kann Ihnen helfen, eine Entscheidung für oder gegen eine Operation zu treffen, Ihre Fragen an Ihren Arzt oder Ihre Ärztin zu stellen und es kann Sie in der Bewältigung des Alltagsgeschehens nach der Operation unterstützen.

Connie Koesling, Uta Stiegler, Doreen Kümmerling, 5., überarbeitete Auflage 2014, kartoniert: ISBN 978-3-8248-1015-4, 80 Seiten, E-Book: ISBN 978-3-8248-0951-6, PDF, 2.422 KB, EUR 9,99 [D]; Staffelpreise: ab 50 Ex. je EUR 7,80, ab 100 Ex. je EUR 6,99, ab 1.000 Ex. je EUR 6,00 [D]*

Leseprobe/Inhaltsverzeichnis:
http://www.schulz-kirchner.de/filesep/hueftgelenkersatz_2014.pdf

www.schulz-kirchner.de/shop
bestellung@schulz-kirchner.de
Tel. +49 (0) 6126 9320-0

Schulz-Kirchner Verlag